Simon Molz

MPO als Prognosemarker bei Patienten mit PAH

Simon Molz

MPO als Prognosemarker bei Patienten mit PAH

Eine klinische Studie

Südwestdeutscher Verlag für Hochschulschriften

Impressum/Imprint (nur für Deutschland/only for Germany)
Bibliografische Information der Deutschen Nationalbibliothek: Die Deutsche Nationalbibliothek verzeichnet diese Publikation in der Deutschen Nationalbibliografie; detaillierte bibliografische Daten sind im Internet über http://dnb.d-nb.de abrufbar.

Alle in diesem Buch genannten Marken und Produktnamen unterliegen warenzeichen-, marken- oder patentrechtlichem Schutz bzw. sind Warenzeichen oder eingetragene Warenzeichen der jeweiligen Inhaber. Die Wiedergabe von Marken, Produktnamen, Gebrauchsnamen, Handelsnamen, Warenbezeichnungen u.s.w. in diesem Werk berechtigt auch ohne besondere Kennzeichnung nicht zu der Annahme, dass solche Namen im Sinne der Warenzeichen- und Markenschutzgesetzgebung als frei zu betrachten wären und daher von jedermann benutzt werden dürften.

Coverbild: www.ingimage.com

Verlag: Südwestdeutscher Verlag für Hochschulschriften GmbH & Co. KG
Heinrich-Böcking-Str. 6-8, 66121 Saarbrücken, Deutschland
Telefon +49 681 37 20 271-1, Telefax +49 681 37 20 271-0
Email: info@svh-verlag.de

Zugl.: Hamburg, Universität, Diss., 2011

Herstellung in Deutschland (siehe letzte Seite)
ISBN: 978-3-8381-3238-9

Imprint (only for USA, GB)
Bibliographic information published by the Deutsche Nationalbibliothek: The Deutsche Nationalbibliothek lists this publication in the Deutsche Nationalbibliografie; detailed bibliographic data are available in the Internet at http://dnb.d-nb.de.

Any brand names and product names mentioned in this book are subject to trademark, brand or patent protection and are trademarks or registered trademarks of their respective holders. The use of brand names, product names, common names, trade names, product descriptions etc. even without a particular marking in this works is in no way to be construed to mean that such names may be regarded as unrestricted in respect of trademark and brand protection legislation and could thus be used by anyone.

Cover image: www.ingimage.com

Publisher: Südwestdeutscher Verlag für Hochschulschriften GmbH & Co. KG
Heinrich-Böcking-Str. 6-8, 66121 Saarbrücken, Germany
Phone +49 681 37 20 271-1, Fax +49 681 37 20 271-0
Email: info@svh-verlag.de

Printed in the U.S.A.
Printed in the U.K. by (see last page)
ISBN: 978-3-8381-3238-9

Copyright © 2012 by the author and Südwestdeutscher Verlag für Hochschulschriften GmbH & Co. KG and licensors
All rights reserved. Saarbrücken 2012

Inhaltsverzeichnis

Arbeitshypothese und Fragestellung... 3

1. Einleitung... 5
1.1 Pulmonal-arterielle Hypertonie (PAH).. 5
1.1.1 Geschichte der PAH-Forschung... 6
1.1.2 Aktueller Kenntnisstand.. 9
1.1.3 Entzündungsprozesse bei PAH und CTEPH................................ 9
1.1.4 Proliferation und vaskuläres Remodeling.................................... 10
1.1.5 Endotheliale Dysfunktion.. 11
1.1.6 Rechtsventrikuläre Dysfunktion als Folge der PAH.................... 15
1.2 Myeloperoxidase (MPO).. 17
1.2.1 Allgemeines zu MPO.. 17
1.2.2 Katalytische Mechanismen.. 18
1.2.3 Tyrosinnitrierung... 20
1.2.4 Akkumulierung von MPO im subendothelialen Raum................ 20
1.3 Mögliche Rolle von MPO bei PAH und Rechtsherzinsuffizienz.......... 21
1.4 Ziele der Studie.. 23

2. Patienten und Methoden.. 24
2.1 Studienprotokoll.. 24
2.1.1 Fall-Kontroll-Studie.. 24
2.1.1.1 Patientenkollektiv.. 24
2.1.1.2 Kontrollgruppe... 25
2.1.1.3 Durchgeführte Untersuchungen... 26
2.1.2 Prospektive Verlaufsbeobachtung.. 27
2.2 Bestimmung der MPO-Plasmaspiegel... 28
2.3 Bestimmung der Elastase-Plasmaspiegel....................................... 29
2.4 Bestimmung der BNP-Plasmaspiegel.. 29
2.5 Bestimmung der hsCRP-Plasmaspiegel.. 30
2.6 Bestimmung der Endothelfunktion... 31
2.6.1 Probandenvorbereitung... 31
2.6.2 FMD-Messung... 31

2.6.3 NMD-Messung.. 33
2.6.4 Auswertung der Filmsequenzen.. 34
2.7 Durchführung des 6-Minuten-Gehtests.. 34
2.8 Statistische Auswertung.. 35

3. Ergebnisse.. 36
  3.1 Vergleich von Patienten- und Kontrollgruppe (Fall-Kontroll-Studie)............ 36
    3.1.1 MPO-Plasmaspiegel.. 38
    3.1.2 BNP-Plasmaspiegel.. 39
    3.1.3 hsCRP-Plasmaspiegel.. 40
    3.1.4 Endothelfunktion.. 41
  3.2 Verlaufsbeobachtung innerhalb der Patientengruppe (Prospektive Studie)... 43
    3.2.1 Prognose der Schwere der Erkrankung.. 43
      3.2.1.1 MPO.. 43
      3.2.1.2 BNP.. 45
      3.2.1.3 hsCRP.. 46
    3.2.2 Prognose der Mortalität.. 47
      3.2.2.1 MPO.. 47
      3.2.2.2 BNP.. 48
      3.2.2.3 hsCRP.. 49

4. Diskussion.. 50

5. Zusammenfassung.. 61

6. Abkürzungsverzeichnis.. 62

7. Literaturverzeichnis.. 63

Arbeitshypothese und Fragestellung

Die Pulmonal-arterielle Hypertonie (PAH) ist eine schwere Erkrankung mit hoher Mortalität, bei der es durch ein Zusammenspiel von Proliferation, Inflammation und endothelialer Dysfunktion zur Muskularisierung der Lungenarterien und einer Veränderung des Gefäßtonus kommt. Als Folge der chronischen Druckerhöhung im Lungenkreislauf entsteht eine Rechtsherzinsuffizienz (Cor pulmonale). Die verminderte Bioverfügbarkeit von Stickstoffmonoxid (NO˙) wird dabei als ein wichtiges Krankheitsmerkmal angesehen. Der Auslöser sowie die genauen Mechanismen der Erkrankung sind jedoch weitgehend unbekannt.

Myeloperoxidase (MPO) ist ein Hämprotein, das von Leukozyten freigesetzt wird und die Fähigkeit besitzt, im subendothelialen Raum zu akkumulieren. Dort katalysiert MPO die Nitrierung von Tyrosylresten und oxidiert endothelial generiertes NO˙.

Während Studien die Bedeutung von Leukozytenaktivierung und MPO-Aktivität für Erkrankungen wie Vorhofflimmern und Linksherzinsuffizienz gezeigt haben, fehlen solche Daten für die PAH und die chronische Rechtsherzinsuffizienz.

In dieser klinischen Studie werden im ersten Teil die MPO-Plasmaspiegel einer PAH-Patientengruppe mit denen eines Kontrollkollektivs verglichen. Im zweiten Teil wird die Aussagekraft des MPO-Spiegels auf die Krankheitsschwere und die Prognose der PAH-Patienten in einer Verlaufsbeobachtung untersucht.

Einleitung

1. Einleitung

1.1 Pulmonal-arterielle Hypertonie (PAH)

Die Pulmonal-arterielle Hypertonie (PAH) ist eine schwere Erkrankung, die unbehandelt mit einer hohen Sterblichkeit einhergeht. Trotz großer Fortschritte in der Forschung auf dem Gebiet in den letzten zwei Dekaden, gilt die PAH immer noch als eine unheilbare Erkrankung [1].

Die PAH ist definiert als eine Erhöhung des Mitteldrucks im kleinen Kreislauf auf über 25 mmHg in Ruhe, kombiniert mit einem pulmonal-vaskulären Widerstand (PVR) von mehr als 3 Wood-Einheiten und einem pulmonal-kapillären Wedge-Druck (PCWP) von weniger als 15 mmHg. Mittlerweile sieht man die PAH als eine chronische Gefäßerkrankung der Lunge an, die alle Schichten der Gefäßwand betrifft. Die Krankheit führt zu einer chronischen Rechtsherzbelastung (Cor pulmonale) und unbehandelt tritt der Tod durch Rechtsherzversagen durchschnittlich 2-3 Jahre nach Erstdiagnose ein [2].

Mit einer geschätzten Inzidenz von 2,4 – 7,6 Fällen pro 1 Million Einwohner pro Jahr in Europa [3] ist die PAH eine seltene Diagnose, sie bedeutet jedoch für die betroffenen Patienten eine erhebliche Einschränkung der Lebensqualität und eine deutliche Begrenzung der Lebenserwartung [1]. Die PAH ist eine Unterkategorie innerhalb einer Gruppe von Krankheiten mit dem Oberbegriff „pulmonale Hypertonie (PH)". Unter der Bezeichnung PH fasst man eine heterogene Gruppe verschiedener Krankheitsbilder zusammen, die seit dem Jahr 2003 in der Venedig-Klassifikation gemäß ihrer zugrunde liegenden Ursachen und klinischen Gemeinsamkeiten eingeordnet werden.

Bei der Erforschung der Pathophysiologie der PAH kristallisierte sich ein Zusammenspiel von Entzündung, Zellproliferation, Thrombose und Veränderungen der Endothelfunktion als wichtiges Krankheitsmerkmal heraus. Außerdem gibt es Hinweise auf eine genetische Komponente. Trotz intensiviertem Forschungsaufwand in den letzten Jahren bleiben jedoch weiterhin wichtige Fragen zur Pathogenese der Erkrankung offen.

1.1.1 Geschichte der PAH-Forschung

Die Erforschung der PAH blickt auf eine über 100-jährige Geschichte zurück und ist ein Beispiel dafür, wie medizinischer Forschungsgeist letzten Endes zu Therapien führt, die die Lebensqualität von Patienten dramatisch verbessern und die Sterblichkeit senken.

Seit der Entdeckung des ersten Falles einer „Sklerose der Lungengefäße" durch den deutschen Arzt Ernst von Romberg während einer Autopsie im Jahr 1891 hat sich das Verständnis der PAH parallel zu den wissenschaftlichen Errungenschaften im Laufe der Zeit entwickelt.

Der Argentinier Ayerza beschrieb 1901 das klinische Syndrom aus chronischer Zyanose, Dyspnoe und Polyzythämie welches zur Sklerose der Lungengefäße führt („Ayerza's disease"). Erste Berichte über die Erkrankung, die nun auch primäre pulmonale Hypertonie (PPH) genannt wurde, handelten von klinisch-pathologischen Zusammenhängen [4]. Arrillaga, ein Schüler Ayerzas, sah die Syphilis als ätiologische Ursache der Erkrankung an [5]; eine Theorie die erst 20 Jahre später widerlegt wurde.

Läsionen in den pulmonalen Gefäßen, die man später als plexiform bezeichnete [6], rückten bald in den Fokus der Wissenschaftler: Zuerst hielt man diese für die Folge einer kongenitalen Verdünnung der Gefäßwände [7]. Ein bedeutender Schritt gelang im Jahr 1946, als Gilmour und Evans phänotypisch veränderte Endothelzellen (EZ) in den Läsionen entdeckten, und die Proliferation von EZ als bedeutend für die Entstehung der PPH einschätzten [7].

Eine erste strukturelle Klassifizierung der PH erfolgte im Jahr 1958, dabei wurde das Remodeling der Lungengefäße in sechs Kategorien eingeteilt [8]. Obwohl zunächst nur zur Klassifizierung der PH als Folge kongenitaler Herzerkrankungen entwickelt, wurde sie bald zum Standard für alle Formen der PH.

Nachdem es in den 1960ern in den deutschsprachigen Ländern zu einem vermehrten Auftreten von PH nach Einnahme des Appetitzüglers „Aminorex" gekommen war, rückte die Untersuchung einer möglichen genetischen Prädisponierung und die Beschäftigung mit dem pathogenetischen Mechanismus in den Vordergrund [9].

Auf dem 1. Symposium der Weltgesundheitsorganisation (WHO) 1973 wurde die Pathologie der Lungengefäße als entscheidendes Merkmal zur Beschreibung des Krankheitsprozesses benutzt [10]. Der Begriff PPH umfasste die chronisch thromboembolische Erkrankung, die venookklusive Erkrankung und die primäre plexogene Arteriopathie [11]. Die Limitation dieses Ansatzes wurde jedoch bald deutlich als erkannt wurde, dass die Art der vaskulären Läsion keineswegs Aufschluss über die zugrunde liegende Form der PH gibt.

Die 2. WHO-Konferenz in Evian 1998 beschränkte sich deswegen nicht mehr nur auf die PPH, sondern schloss alle Formen der PH mit ein. Nicht mehr die Pathologie sondern die Ursache der Erkrankung bildete nun die Basis der Klassifikation. Desweiteren wurde eine Schweregradeinteilung beschlossen und klinische Ähnlichkeiten der verschiedenen Entitäten herausgearbeitet.

Dieses System wurde 2003 auf der 3. WHO-Konferenz von Venedig geringfügig überarbeitet und seither gilt die Einteilung der PH in fünf Gruppen. Der Begriff Idiopathische Pulmonal-arterielle Hypertonie (IPAH) ersetzte dabei die PPH. Aufgrund der Fortschritte in der Wissenschaft und der darauf basierenden Entwicklung wirksamer Medikamente konnten in Venedig erstmals auch konkrete Therapieempfehlungen gegeben werden, diese waren aber zunächst auf die PAH beschränkt.

Im Jahr 2008 fand im kalifornischen Dana Point der 4. WHO-Kongress zur PH statt. Erstmals wurden hier die Empfehlungen auf andere Formen der PH ausgedehnt. Wichtige Neuerungen betrafen zudem die Definition der Erkrankung, das diagnostische Vorgehen, die Therapie in früheren Stadien, sowie den Stellenwert einiger Präparate und Kombinationstherapien. Die Wissenschaftler und Kliniker waren hoffnungsvoll, dass die grundlegenden Veränderungen im Verständnis der molekularen Mechanismen den Weg zur Entwicklung neuer Therapiekonzepte bereiten würden [1].

Tabelle 1: Die Dana-Point-Klassifikation der WHO von 2008. Die PH wurde in 5 Gruppen eingeteilt, wobei das bessere Verständnis der Pathophysiologie in die modifizierte Klassifikation mit einfloss.

1. **Pulmonal-arterielle Hypertonie (PAH)**
   Idiopathische PAH (IPAH)
   Familiäre PAH (FPAH)
   Assoziierte PAH (APAH)
   Kollagenosen
   Angeborene Shunts (u.a. Herzfehler)
   Portale Hypertension
   HIV-Infektion
   Medikamente und Giftstoffe
   Andere Erkrankungen
   PAH mit relevanter venöser oder kapillärer Beteiligung
   Pulmonale veno-okklusive Erkrankung (PVOD)
   Pulmonale kapilläre Hämangiomatosis (PCH)
   Persistierende PAH des Neugeborenen (PPHN)

2. **PH bei Linksherzerkrankungen**
   Erkrankung des linken Vorhofs oder Ventrikel
   Mitral- oder Aortenklappenfehler

3. **PH bei Lungenerkrankung und/oder Hypoxie**
   COPD
   Interstitielle Lungenerkrankung
   Schlafapnoe-Syndrom
   Alveoläre Hypoventilation
   Chronische Höhenkrankheit
   Anlagebedingte Fehlbildungen

4. **PH aufgrund chronischer Thromboembolien (CTEPH)**
   Thromboembolischer Verschluss proximaler Lungenarterien
   Thromboembolischer Verschluss distaler Lungenarterien
   Nicht-thrombotische Lungenembolien

5. **Verschiedene Ursachen** (z.B. Histiozytosis X, Sarkoidose)

1.1.2 Aktueller Kenntnisstand

Charakteristisch für den Pathomechanismus aller PAH-Formen ist ein Zusammenspiel von inflammatorischen, proliferativen und thrombotischen Prozessen. Darüberhinaus verändert sich das Endothel, das dadurch in seiner Funktion beeinträchtigt wird („Endotheliale Dysfunktion"). Kontroversen gibt es in der Frage inwiefern diese verschiedenen Mechanismen zusammenhängen oder sich gegenseitig begünstigen.

Eine Beobachtung ist, dass kleine Pulmonalarterien, die normalerweise nicht muskularisiert sind, im Laufe der Erkrankung eine vollständige Muskularisierung erhalten. Dies führt zur kontinuierlichen Obliteration des Gefäßlumens und zu einer Konstriktion der Gefäße [12].

Zusätzlich wird die endothel-abhängige Herstellung wichtiger Mediatoren der Lungenstrombahn gestört, und das physiologische Gleichgewicht zwischen Vasodilatatoren und Vasokonstriktoren verschiebt sich zu Gunsten gefäßverengender Substanzen. Das pathologisch veränderte Endothel produziert zusätzlich Wachstumsfaktoren, welche die Zellproliferation fördern [13].

1.1.3 Entzündungsprozesse bei PAH und CTEPH

Entzündungsprozesse spielen eine wichtige Rolle in der Entstehung verschiedener Formen der PAH, wie der IPAH, der PAH als Folge von Bindegewebserkrankungen und der Chronisch-thromboembolischen Pulmonalen Hypertonie (CTEPH).
Bei einer Untergruppe der PAH-Patienten zirkulieren Autoantikörper [14] und erhöhte Spiegel der pro-inflammatorischen Zytokine IL-1 und IL-6 [15] im Blut.
Tuder et al. [16] beschrieben als Erste die Beteiligung von Makrophagen und Lymphozyten in den komplexen Gefäßläsionen bei der IPAH, eine Entdeckung die später von Dorfmüller et al. bestätigt wurde [17]. Die Akkumulation von verschiedenen Entzündungszellen, darunter Makrophagen, neutrophile Granulozyten, T- und B-Lymphozyten sowie dendritische Zellen in der Umgebung der plexiformen Läsionen bei der IPAH machen die Beteiligung inflammatorischer Mechanismen sehr wahrscheinlich [18,19].

Eine der PAH ähnliche Pathophysiologie wird beim Krankheitsbild der CTEPH beobachtet [20]. Die CTEPH wird allgemein als eine Folge von unzureichender Thrombusresolution nach einer akuten Lungenarterienembolie angesehen [21]. In einer prospektiven Studie lag die Inzidenz der CTEPH bei 3,8% innerhalb von zwei Jahren nach einer akuten Lungenarterienembolie [22]. Spezielle prädisponierende Faktoren sind bisher nicht bekannt. Man nimmt an, dass Infektion, Inflammation, Autoimmunität oder tumorähnliche Prozesse eine ausreichende Auflösung des Thrombus behindern und somit das Risiko für eine CTEPH erhöhen [23].
Histopathologisch kann man zunächst eine Obstruktion der zentralen Lungenarterien beobachten, die mit einem vaskulären Remodeling ähnlich dem bei der PAH verbunden ist, mit Intima-Fibrose, Media-Hypertrophie und plexiformen Läsionen [24]. Mehrere Studien zeigen, dass eine PAH-spezifische medikamentöse Therapie mit Sildenafil [25] und Bosentan [26] einen positiven Effekt auf die Hämodynamik bei Patienten mit CTEPH haben kann. Die Rechtsherzinsuffizienz ist die gemeinsame Endstrecke sowohl von PAH als auch von CTEPH. Da beide Entitäten die Gruppe der präkapillären PH-Formen bilden und somit entscheidende pathophysiologische Merkmale teilen, wurden in der vorliegenden Studie sowohl PAH- als auch CTEPH-Patienten in die Patientengruppe eingeschlossen.

1.1.4 Proliferation und vaskuläres Remodeling

Histologisch zeigen sich bei der PAH Wandveränderungen in allen Gefäßschichten primär der kleinen Lungenarterien. Eine okkludierende Neointima und die Proliferation von Media und Adventitia sind Teil des Krankheitsbildes [27].
Die pathologische Proliferation und Migration von Zellen der Lungengefäße bei PAH werden durch mehrere Wachstumsfaktoren gesteuert, darunter platelet-derived growth factor (PDGF) [28], epidermal growth factor (EGF) [29] und vascular endothelial growth factor (VEGF) [30]. Sie agieren als Mitogene, aktivieren Gefäßmuskelzellen, Fibroblasten und EZ und bewirken eine Apoptoseresistenz [13].
Speziell dem ubiquitären PDGF wird eine Schlüsselrolle für das vaskuläre Remodeling zugeschrieben [31]. Die Behandlung von PAH-Patienten mit Imatinib, einem für die Therapie der Chronischen Myeloischen Leukämie zugelassenen PDGF-Antagonisten, befindet sich zurzeit in der klinischen Erprobung. Im Tiermodell

konnten mit dieser Substanz die strukturellen Gefäßveränderungen bei der PAH nicht nur abgeschwächt sondern auch rückgängig gemacht werden („Reverse Remodeling") [32].

1.1.5 Endotheliale Dysfunktion

Die Beteiligung des Endothels am Krankheitsgeschehen der PAH ist unbestritten, die genauen Abläufe werden jedoch immer noch nicht verstanden.
Bei der PAH formen EZ, Gefäßmuskelzellen, Fibroblasten und zirkulierende Entzündungszellen sogenannte plexiforme Läsionen [16]. Eine wichtige Eigenschaft der EZ dieser Läsionen ist ihr hyperproliferativer und apoptose-resistenter Phänotyp, der zu dem Verlust der endothelialen Einzelschicht führt [33].
Die Beobachtung einer dreifachen Erhöhung der Glykolyserate bei gleichzeitiger Verminderung mitochondrialer Aktivität (ähnlich dem Warburg-Effekt bei Tumorzellen [34]) veranlasste Stevens und Gillespie, den EZ in den Läsionen bei IPAH krebsähnliches Verhalten zuzuschreiben [35]. Die Forscher beschäftigten sich daraufhin mit der Frage, wie die EZ die Eigenschaft zu diesem ungehemmten Wachstum erhalten und wo ihre Herkunft liegt.
Bestimmte Lektin-bindende Oberflächenstrukturen deuten auf einen kapillären Ursprung hin [27]. Der Anteil an Vorläuferzellen in kapillären EZ-Populationen beträgt 50%, was weit höher ist als der Anteil bei der EZ-Population gesunder Lungenarterien. Die Hauptaufgabe der Vorläuferzellen im gesunden Kapillarbett ist es, Gefäßverletzungen auszubessern. Durch Migration zu den Lungenarterien könnten diese Zellen aber auch in die Entstehung der PAH verwickelt sein.
Der Stimulus für diese Migration, und die Frage inwiefern die PAH für die Selektion einer hyperproliferativen EZ-Population verantwortlich ist, bleibt jedoch ebenso unklar wie der Einfluss von möglichen epigenetischen Veränderungen und somatischen Mutationen [27].

Einleitung

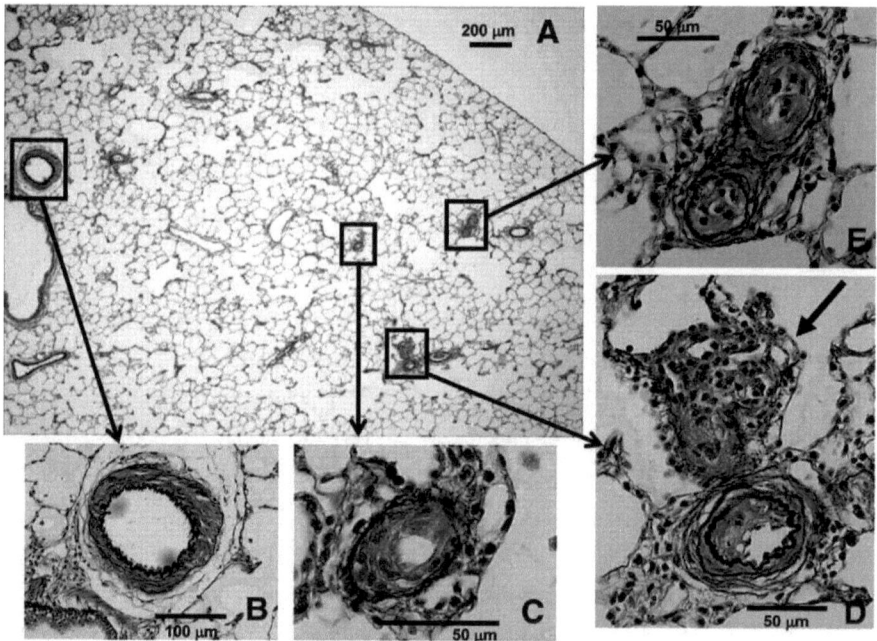

Abb. 1:
Vaskuläre Läsionen bei der PAH. A: Verschiedene Typen vaskulärer Läsionen in der Lunge einer Ratte mit Hypoxie-induzierter PAH im Endstadium (niedrige Vergrößerung). B bis E: Vergrößerte Aufnahmen mit Wandverdickung der Media (B), konzentrischer zellulärer neointimaler Läsion (C), plexiformer Läsion (Pfeil) neben einer kleinen Lungenarterie mit Wandverdickung der Media und exzentrischer Proliferation der Neointima (D), und annähernd kompletter Okklusion von 2 kleinen Lungenarterien durch konzentrische neointimale Proliferation (E). Gefärbt mit Verhoeff–van Gieson.
Aus: Abe, K. u. a. Formation of Plexiform Lesions in Experimental Severe Pulmonary Arterial Hypertension. Circulation **121**, 2747-2754 (2010).

Durch die Freisetzung von Vasokonstriktoren und Vasodilatatoren trägt das gesunde Endothel maßgeblich zur Aufrechterhaltung eines physiologischen Lungengefäßtonus bei.

Bei allen Formen der PAH und bei der CTEPH wird ein Ungleichgewicht zwischen gefäßerweiternden und gefäßverengenden Mediatoren deutlich. Erhöhte Spiegel von Konstriktoren wie Endothelin-1 [36] und Serotonin [37] bei einer gleichzeitigen Erniedrigung von dilatatorisch wirksamen Substanzen wie Stickstoffmonoxid (NO˙) [38] und Prostazyklin [39] werden für den pathologischen Gefäßtonus verantwortlich gemacht. Die bisher etablierten Therapieansätze für die PAH zielen dementsprechend auf eine Wiederherstellung des Gleichgewichts zwischen diesen Mediatoren ab. Phosphodiesterase-5-Hemmer (Sildenafil) erhöhen die Wirksamkeit von NO•, Endothelin-Rezeptor-Antagonisten (Bosentan, Sitaxsentan, Ambrisentan) blockieren den Rezeptor dieses potenten Vasokonstriktors, während Prostazyklin-Analoga (Epoprostenol, Iloprost, Treprostinil, Beraprost) über eine Erhöhung der intrazellulären cAMP-Konzentration vasodilatatorisch wirksam sind.

Da diese Medikamente jedoch nur in einem geringen Umfang das vaskuläre Remodeling beeinflussen, sind sie nicht in der Lage, den Krankheitsprogress aufzuhalten. Obwohl sie für den einzelnen Patienten eine Verbesserung der Lebensqualität ermöglichen, ist oft bei Fortschreiten der Erkrankung eine Therapieeskalation nötig, was mit einer vermehrten Rate an Nebenwirkungen und hohen Kosten für das Gesundheitssystem verbunden ist. In Zukunft werden neue, kausale Therapien benötigt, einige Substanzen sind zurzeit in der Phase der klinischen Erprobung [3].

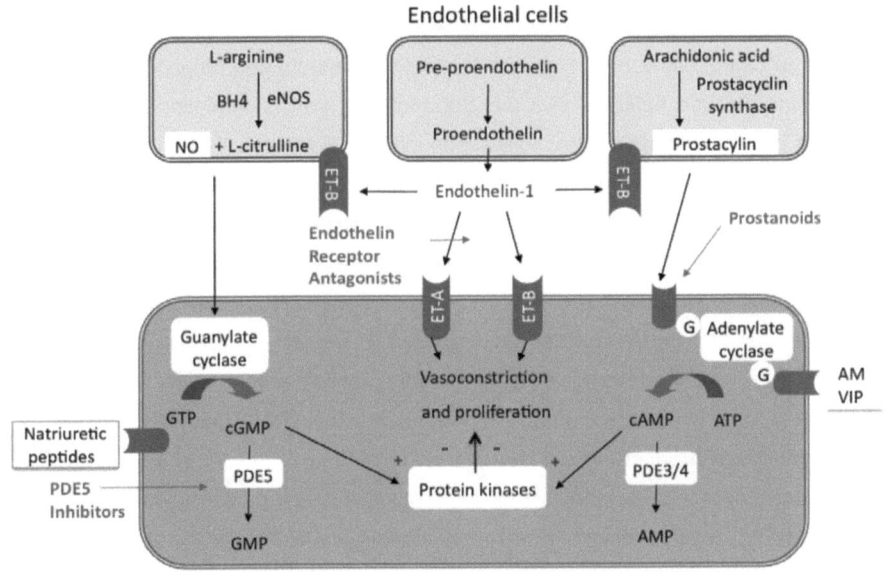

Abb. 2:
Die medikamentösen Therapieansätze bei der PAH. Phosphodiesterase-5-Hemmer veringern den Abbau von NO-aktiviertem cGMP und erhöhen somit die Aktivität von dilatatorisch wirksamen Protein Kinasen. Endothelin-1-Rezeptor-Antagonisten hemmen Endothelin-1 am Rezeptor kompetitiv. Prostazyklin-Analoga (Prostanoide) erhöhen die cAMP-Konzentration und sind dadurch ebenfalls vasodilatatorisch wirksam.
BH_4: Tetrahydrobiopterin, GTP: Guanosin-triphosphat, cGMP: zyklisches Guanosin-monophosphat, PDE: Phosphodiesterase, ET-A: Endothelin-Rezeptor Typ A, ATP: Adenosin-triphosphat, cAMP: zyklisches Adenosin-monophosphat, AM: Adrenomedullin, VIP: Vasointestinal aktives protein
Aus: Archer, S.L., Weir, E.K. & Wilkins, M.R. Basic science of pulmonary arterial hypertension for clinicians: new concepts and experimental therapies. *Circulation* **121**, 2045-2066 (2010).

Besonders die NO˙-abhängigen vasodilatatorischen Effekte werden als ausschlaggebend für die Regulierung des pulmonal-vaskulären Wiederstands (PVR) angesehen. NO˙ ist ein freies Radikal das vom Ort der Herstellung in der EZ zu der löslichen Guanylat-Zyklase (sGC) in der Gefäßmuskelzelle diffundiert [40]. Die Aktivierung der sGC erhöht die Synthese von zyklischem Guanosin-monophosphat (cGMP) und dieser sekundäre Botenstoff bewirkt über die Aktivierung von Proteinkinasen vom G-Typ eine Relaxation der Muskelzellen. Neben seiner Rolle als Vasodilatator besitzt NO˙ aber auch die Fähigkeit, die Proliferation, Migration und DNA-Synthese von EZ [41] und glatten Gefäßmuskelzellen [42] zu inhibieren.

NO-Synthasen (NOS) stellen NO˙ in Gegenwart des Kofaktors Tetrahydrobiopterin (BH_4) und unter Verbrauch von NADPH aus der Aminosäure L-Arginin her. Die endotheliale NOS (eNOS) ist eine von vier bisher identifizierten NOS. In verschiedenen Studien [43,44,45] konnte die Bedeutung der eNOS für den Gefäßtonus in der Lunge belegt werden. Die antiproliferativen Eigenschaften einer hochregulierten eNOS sind ebenso belegt [46] wie die Beobachtung von Remodeling und erhöhten Drücken in den Lungengefäßen bei Mäusen mit eNOS-Mangel [47].

Die NO˙-abhängige Vasodilatation scheint somit ein zentraler Mechanismus der Regulierung des PVR zu sein und eine verminderte NO˙-Bioverfügbarkeit könnte entscheidenden Anteil am Entstehen der PAH haben. Obwohl es ältere Berichte gibt, die von einer Aktivierung der eNOS und einer erhöhten NO˙-vermittelten Relaxation der Lungengefäße im Verlauf der PH zeugen [48,49], zeigen die meisten neueren PH-Studien [38,50,51,52,53,54] vielmehr eine verminderte endothel-abhängige Relaxation im Gefäßbett der erkrankten Lunge. Besonders für PAH-Patienten wurde die verminderte Bioverfügbarkeit von NO˙ belegt [55,56].

Die Ursache hierfür bleibt jedoch umstritten. Möglich sind eine verringerte Expression der eNOS [38,45], eine Inhibition der enzymatischen Aktivität der eNOS durch endogene Inhibitoren wie asymmetrisches Dimethylarginin (ADMA) [57] oder die Reaktion von NO˙ mit der reaktiven Sauerstoffspezies Superoxid zu Peroxynitrit [58].

Eine weitere Ursache für die verminderte NO˙-Bioverfügbarkeit bei PAH-Patienten könnte die Oxidation von NO˙ durch das Enzym Myeloperoxidase sein, eine Hypothese die in der vorliegenden Studie erstmals untersucht wird.

1.1.6 Rechtsventrikuläre Dysfunktion als Folge der PAH

Die PAH ist charakterisiert durch Vasokonstriktion und Remodeling des Gefäßbettes der Lunge mit darauf folgender Erhöhung des PVR. Diese wiederum führt zu einer vergrößerten Nachlast für den rechten Ventrikel (RV). Ganz entscheidend für den Krankheitsprozess ist die Reaktion des RV auf diese Belastung [2], dennoch sind dessen strukturelle und funktionelle Veränderungen im Laufe der Erkrankung überraschenderweise wenig erforscht.

Lange Zeit nahm man an, dass die Mechanismen mit denen der RV auf erhöhte Beanspruchung reagiert, denen des strapazierten linken Ventrikels gleichen. Durch neuere Studien wird dieser Ansatz jedoch in Frage gestellt. Als Adaption auf die erhöhte Nachlast nimmt die Wand des RV an Muskelmasse zu. Die Proteinsynthese wird direkt durch die Dehnung der Herzmuskelzellen induziert und steht unter autokrinem, parakrinem und neurohumoralen Einfluss [59]. Die rechte Herzkammer ist jedoch nicht in der Lage, dauerhaft dem erhöhten Druck standzuhalten. Die Kontraktilität sinkt und der Ventrikel dilatiert. Die daraus resultierende gesteigerte Wandspannung bewirkt einen erhöhten Sauerstoffverbrauch bei gleichzeitig verminderter Perfusion. Dadurch sinkt die Kontraktilität weiter und dieser Circulus vitiosus führt letzten Endes zur Rechtsherzinsuffizienz.

Brain Natriuretic Peptide (BNP) ist ein Hormon das vor allem von Muskelzellen des linken Ventrikels exprimiert wird, wenn diese im Rahmen einer linksventrikulären Dysfunktion unter Spannung stehen. Das Hormon hat jedoch auch seine Bedeutung bei Rechtsherzerkrankungen. So zeigten Nagaya et al., dass der BNP-Plasmaspiegel in Proportion mit dem Grad der rechtsventrikulären Dysfunktion ansteigt [60], während Leuchte et al. den Zusammenhang von BNP-Spiegel und funktionellem Status bei PAH-Patienten belegten [61]. Mehrere Studien unterstrichen die Bedeutung von BNP als unabhängiger Prädiktor für die Mortalität bei verschiedenen Formen der PH [62,63] und seine Korrelation mit funktionellen Parametern wie dem 6-Minuten-Gehtest (6MWT) [64].

Hohe BNP-Spiegel sind also indirekt Ausdruck der chronischen Erhöhung des Widerstands im kleinen Kreislauf, welche lange Zeit als allein ursächlich für das Entstehen einer Rechtsherzinsuffizienz angesehen wurde. Neuere Erkenntnisse zeigen jedoch, dass die vergrößerte Nachlast alleine wahrscheinlich nicht für das Entstehen einer Kammerdysfunktion verantwortlich ist [59]. So kommt es bei Patienten mit Pulmonalklappenstenose zu einer vergleichbaren Druckbelastung für den rechten Ventrikel, jedoch ist die Prognose viel besser im Vergleich zur PAH [65]. Im Tiermodell führt die Induzierung einer pulmonalen Stenose durch pulmonal-arterielles Banding nicht zu einer Rechtsherzinsuffizienz, obwohl die Druckbelastung ähnlich der bei PAH-Modellen ist [66].

Leider ist nur wenig über die molekularen Prozesse bekannt, die bei der PAH den Übergang von der Rechtsherzbelastung über die RV-Hypertrophie zur RV-Dilatation ermöglichen. Postuliert wird bislang ein Einfluss von neurohumeralen Faktoren und oxidativem bzw. nitrosativem Stress. Durch die Induktion der Synthese von ROS wie Superoxid und Wasserstoffperoxid könnten Angiotensin II, Endothelin-1 und andere Neurohormone die Hypertrophie von Herzmuskelzellen begünstigen [67]. Die Formation von ROS erfolgt zum Teil durch NAD(P)H-Oxidasen, einem Enzym das unter anderem durch neutrophile Granulozyten exprimiert wird. In der Erforschung der Pathogenese der Linksherzinsuffizienz spielten neutrophile Granulozyten lange Zeit keine Rolle, besonders da diese Zellen im Herzmuskelgewebe betroffener Patienten nicht zu lokalisieren waren. Neuere Erkenntnisse auf dem Gebiet der entzündlichen Gefäßerkrankungen geben allerdings Hinweise darauf, dass diese Zellen durch Enzymsekretion auch in entfernt liegenden Organen Signalwege modulieren können.

Myeloperoxidase (MPO), ein von neutrophilen Granulozyten ausgeschüttetes Hämprotein scheint dabei im Krankheitsprozess der Linksherzinsuffizienz eine wichtige Rolle zu spielen [68].

Im Folgenden wird dieses vielseitige Enzym zunächst vorgestellt und dann seine mögliche Verbindung zur PAH-Erkrankung und der chronischen Rechtsherzinsuffizienz thematisiert.

1.2 Myeloperoxidase (MPO)

1.2.1 Allgemeines zu MPO

MPO ist ein Hämprotein, das hauptsächlich von neutrophilen Granulozyten, zu einem geringeren Teil aber auch von Makrophagen und Monozyten gebildet wird. In den Granulozyten stellt MPO mit 4-5% des Gesamtproteingehalts eines der Hauptproteine dar und wird zusammen mit dem proteolytischen Enzym Elastase in den azurophilen Granula gespeichert [69].
Nach Zellaktivierung wird sowohl MPO als auch Elastase durch Degranulation zuerst in phagozytische Vakuolen und dann in den extrazellulären Raum sezerniert [70,71].
Neben dem Vorkommen in Leukozyten konnte MPO bisher auch aus Kupfferzellen der Leber [72] und aus Mikroglia und Neuronen des Hippokampus [73] isoliert werden.
Die Bedeutung von MPO in der Abwehr von Mikroorganismen und körperfremden Zellen ist seit langem bekannt. Überraschenderweise haben jedoch Patienten mit partiellem oder totalem MPO-Mangel keine höhere Infektanfälligkeit [74]. Forscher gehen deshalb der Frage nach, warum der Körper dieses Protein in solcher Fülle produziert, obwohl es offensichtlich nicht entscheidend für die Immunabwehr ist.
MPO scheint bei verschiedenen kardiovaskulären Erkrankungen eine Rolle zu spielen, gezeigt werden konnte unter anderem die mögliche Funktion von MPO als Prognosefaktor beim akuten Koronarsyndrom [75] und eine mögliche Teilnahme als profibrotischer Mediator beim Entstehen von Vorhofflimmern [76].

Die Primärstruktur des Enzyms besteht aus einem 140 kDa Homodimer mit einer zentralen Hämgruppe. Die einzelnen Dimere sind aus einer schweren (55 bis 64 kDa) und einer leichten (10 bis 15 kDa) Untereinheit [77,78] zusammengesetzt.
Die Sekundärstruktur von MPO ist überwiegend α-helikal. Jedes Monomer besitzt einen zentralen Bereich mit fünf Aminosäureschleifen und einer Hämgruppe (Fe^{3+}), wobei vier der Schleifen aus einem großen und die fünfte aus einem kleinen Polypeptid bestehen [79].

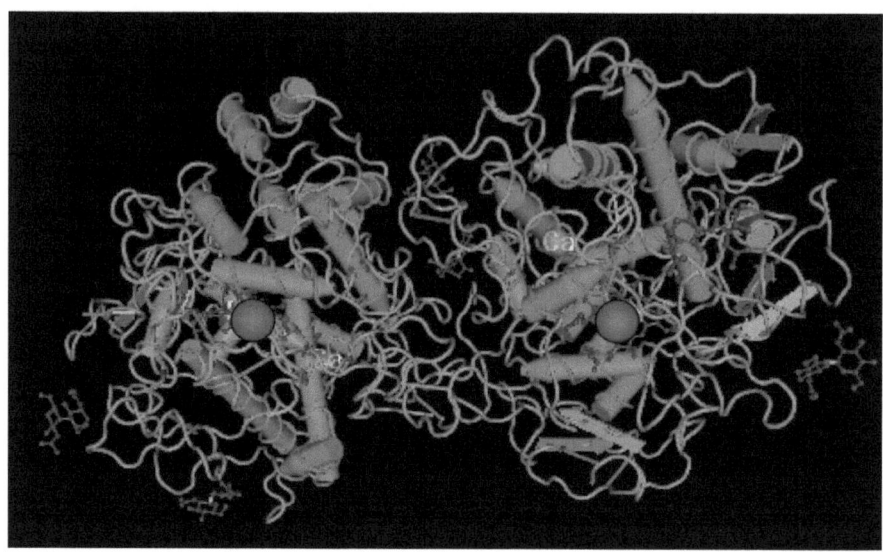

Abb. 3:
Die dreidimensionale Struktur eines MPO-Homodimers. Hervorgehoben sind die zentralen Hämgruppen (rot) und die α-Helices (grün).
Nach Lau, D. & Baldus, S. Myeloperoxidase and its contributory role in inflammatory vascular disease. *Pharmacology & Therapeutics* **111**, 16–26 (2006).

1.2.2 Katalytische Mechanismen

MPO, Wasserstoffperoxid (H_2O_2) und ein oxidierbarer Kofaktor bilden das so genannte MPO-System. In der Ausgangsform besitzt MPO Eisen(III)-Ionen, die in der Gegenwart von H_2O_2 oxidiert werden. Dabei wird MPO in die kurzlebige Oxidationsstufe MPO-I überführt [80], welche verschiedene Substrate wie z.B. Halide oxidiert. Die Oxidation von Chlor zu dem bakteriziden Oxidans Hypochlorit (HOCl) spielt dabei die wohl größte physiologische Rolle [81].

$$Cl^- + H^+ + H_2O_2 \rightarrow HOCl + H_2O$$

Neben Haliden oxidiert MPO-I auch mehrere organische und anorganische Substrate wie z.B. aromatische Aminosäuren. Aus MPO-I wird durch einen einfachen Elektronentransfer MPO-II gebildet. Die Reduktion von MPO-II zur MPO-Grundform stellt den geschwindigkeitslimitierenden Schritt dieses Zyklus dar und wird durch die Oxidation von Reduktionsmitteln wie Tyrosin oder Ascorbat erreicht [82].

Ein weiteres Substrat für MPO-I ist NO•, welches in Gegenwart von H_2O_2 zu Nitrit (NO_2^-) oxidiert wird [83]. MPO-knock-out-Mäuse, die einem akuten Entzündungsreiz ausgesetzt wurden, zeigten eine bessere Gefäßfunktion und vaskuläre NO•-Bioverfügbarkeit als Wildtyp-Mäuse; ein Hinweis darauf, dass MPO einen negativen Einfluss auf die Bioverfügbarkeit von NO• in vivo besitzt [82].

Zu einem geringen Teil geschieht die Oxidation von NO• auf direktem Wege durch MPO. Der weitaus größere Anteil von NO• wird allerdings von kleinen, durch MPO gebildeten Zwischenprodukten, vor allem Tyrosyl- und Ascorbylradikalen mit diffusionslimitierter Geschwindigkeit zu NO_2^- oxidiert [82].

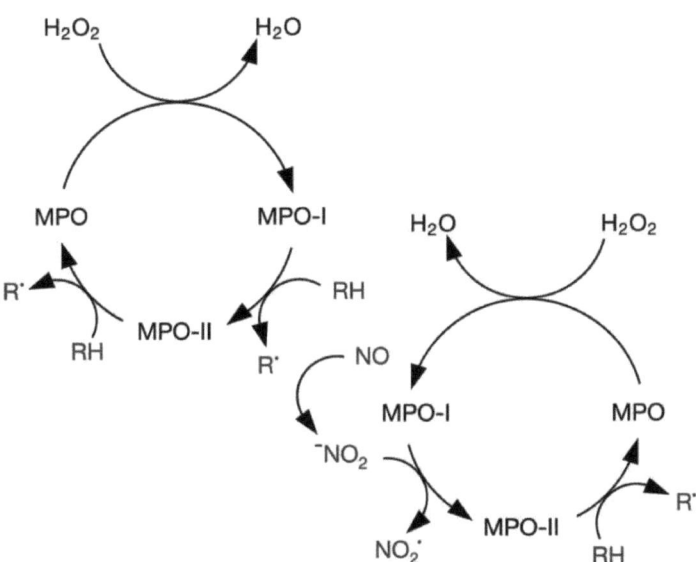

Abb. 4:
Die katalytischen Mechanismen von MPO. MPO wird in Gegenwart von H_2O_2 in die Oxidationsstufe MPO-I überführt, welches direkt und über kleine Radikalintermediärprodukte (R•) NO• zu Nitrit (NO_2^-) oxidiert. NO_2^- wird daraufhin durch MPO zu Stickstoffdioxid (NO_2) oxidiert. Die dadurch entstehende MPO-II wird durch Oxidation von Reduktionsmitteln zu MPO rückreduziert.

1.2.3 Tyrosinnitrierung

NO_2^- selbst fungiert wiederum als Substrat für MPO. In Gegenwart von H_2O_2 wird es zu Stickstoffdioxid (NO_2), einem sehr instabilen Radikal oxidiert [84], welches seinerseits die Nitrierung von Proteinen und die Lipidperoxidation fördert. Eine der am besten untersuchten Reaktionen hierfür ist die NO_2-abhängige Oxidation von Tyrosin zu Nitrotyrosin (NO_2Tyr).

NO_2Tyr ist ein Marker für NO•-assoziierten oxidativen Stress und wird als ein Auslöser von akuten und chronischen Entzündungsreaktionen angesehen [81]. NO_2Tyr oxidiert z.B. die Mangan-Superoxiddismutase (Mn-SOD) und hemmt somit deren antioxidative Eigenschaften [85]. Seit längerem ist bekannt, dass MPO-Aktivität und NO_2Tyr-Formation in entzündetem Gewebe korrelieren [86,87,88]. Für eine direkte Bildung von NO_2Tyr durch aktive MPO spricht die Kolokalisation von MPO und NO_2Tyr z.B. in koronararteriellen Plaques, im Lebergewebe sowie in Biopsien lungentransplantierter Patienten [89].

1.2.4 Akkumulation von MPO im subendothelialen Raum

Unabdingbare Voraussetzung für die oben dargestellten Effekte ist die Anreicherung von MPO im Subendothelialraum. Baldus et al. [90] konnten in ex-vivo-Untersuchungen zeigen, dass die stark positiv geladene MPO nach Sekretion durch neutrophile Granulozyten an die negativ geladenen Heparansulfat-Glykosaminoglykane der Endotheloberfläche bindet. Darüber hinaus wurde in derselben Studie deutlich, dass katalytisch aktive MPO nach Transzytose in der subendothelialen Matrix in unmittelbarer Nähe zu dem extrazellulären Matrixprotein Fibronektin akkumuliert, ohne dass hierzu eine Transmigration der Granulozyten selbst nötig wäre.

MPO scheint somit an der Schnittstelle zwischen Endothel und Media reichlich vorhanden zu sein.

1.3 Mögliche Rolle von MPO bei der Entstehung von PAH und Rechtsherzinsuffizienz

Inflammatorische Prozesse spielen eine wichtige Rolle in der Pathogenese der Linksherzinsuffizienz [91] und MPO scheint dabei ein bedeutender Marker zu sein [68]. Es gibt Hinweise aus Tiermodellen, dass MPO das myokardiale Remodeling [92,93] und die Kammerruptur [94] bei akuter und chronischer Ischämie begünstigt. Zusätzlich wird postuliert, dass MPO durch seine NO˙-oxidierenden Eigenschaften die Perfusion des Myokards stört und somit die Kammerfunktion beeinträchtigt [95,96,97].

Für den RV gibt es bislang nur wenige Studien, die die Bedeutung der Inflammation für die Entstehung einer RV-Dysfunktion untersuchten. So wurde für die akute Rechtsherzinsuffizienz gezeigt, dass im Tiermodell die Behandlung mit Granulozyten-Antikörpern die MPO-Aktivität im RV senkt und somit konsekutiv die Ausbildung einer RV-Dysfunktion verhindert werden kann [98].

In einer kürzlich veröffentlichen Arbeit ergeben sich nun jedoch erstmals konkrete Hinweise auf eine Verbindung von Leukozytenaktivierung und Funktionsverschlechterung des RV bei einer chronischen Druckerhöhung im kleinen Kreislauf [99]. In diesem Tiermodell erwies sich die Leukozytenaktivierung im Gewebe des RV als ein frühes Ereignis nach der Induktion einer PH. Darüberhinaus korrelierte die MPO-Aktivität im RV mit dem Schweregrad der RV-Dysfunktion.

Einleitung

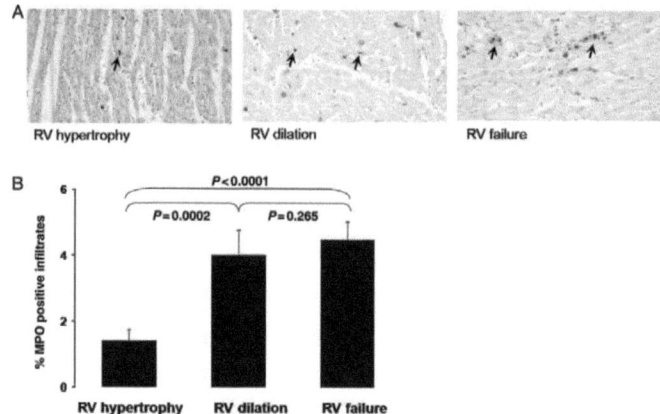

Abb. 5:
Der zeitliche Verlauf der MPO-Expression während der Progression der RV-Dysfunktion. Unter (A) sind repräsentative Beispiele von immunhistochemisch aufbereiteten Proben des RV-Muskelgewebes im Stadium der Hypertrophie, Dilatation und des Rechtsherzversagens dargestellt. Die Pfeile zeigen MPO-Antikörper-Aktivität an. (20fache Vergrößerung). Unter (B) wird der MPO-Infiltrations-Index für die drei verschiedenen Krankheitsstadien gezeigt.
Aus Campian, M.E. u. a. Early inflammatory response during the development of right ventricular heart failure in a rat model. European Journal of Heart Failure 12, 653 -658 (2010).

MPO scheint somit sowohl für die Entstehung als auch im Krankheitsverlauf der RV-Dysfunktion bedeutend zu sein. Ob es aber auch primär einen Anteil am Entstehen der Pathologie der Lungengefäße hat, bleibt weiterhin unklar. Anzeichen für die Beteiligung von MPO am Krankheitsbild der PAH gibt es jedoch: so wird die PAH als Erkrankung mit bedeutender inflammatorischer Komponente gesehen und die niedrige Bioverfügbarkeit von NO˙ gilt als ein wichtiges Merkmal. Die Oxidation von NO˙ durch MPO im subendothelialen Raum der Lungengefäße könnte zumindest teilweise für die verminderte Gefäßrelaxation verantwortlich sein.

Außerdem könnte die Anreicherung von NO_2Tyr im Lungengewebe von PAH-Patienten ein Indiz für vermehrte MPO-Aktivität sein. Zum einen war in einer Studie der Blutspiegel von NO_2Tyr bei Ratten, die nach chronischer Hypoxie eine PH entwickelten, erhöht [100]. Zum anderen zeigten immunhistochemische Untersuchungen, dass NO_2Tyr neben anderen Markern für oxidativen Stress im Lungengewebe von PAH-Patienten stärker exprimiert war als bei gesunden Probanden, während die Aktivität antioxidativer Effektoren wie Mn-SOD vermindert war [58]. Nach den Autoren dieser Studie könnte die NO_2Tyr-Formation eine Folge der

Peroxynitrit-Produktion nach Bildung von NO˙ und Superoxid-Anion durch EZ und Gefäßmuskelzellen sein, aber auch die MPO-abhängige NO_2Tyr-Produktion wird als möglicher Mechanismus angesehen.
Bisher existiert jedoch noch keine Studie, die die MPO-Aktivität bei Patienten mit PAH untersucht.

1.4 Ziele der Studie

Die vorliegende Studie versucht nun, erste Erkenntnisse über die Höhe der MPO-Aktivität bei Patienten mit PAH zu gewinnen. Zudem wird der Frage nachgegangen, ob der Plasma-MPO-Spiegel als möglicher Prädiktor für die Schwere der Erkrankung fungieren kann.
Dazu wurde die Studie in zwei Teile eingeteilt. Um Erkenntnisse über das Ausmaß der MPO-Aktivität in der Patientengruppe zu gewinnen, wurde im ersten Teil eine PAH-Patientengruppe bezüglich der MPO-Plasmaspiegel und Endothelfunktion mit einer gesunden Kontrollgruppe verglichen.
Im zweiten Teil der Studie lag das Augenmerk auf der Wertigkeit von MPO als Prognosemarker. Die PAH-Patienten wurden dabei entsprechend der Höhe ihres MPO-Baseline-Werts in zwei Gruppen eingeteilt. Es folgte eine Verlaufsbeobachtung über ein Jahr, in der die Patienten regelmäßig zur Evaluierung ihrer körperlichen Leistungsfähigkeit einem 6-Minuten-Gehtest unterzogen wurden. Außerdem wurden die Todesfälle innerhalb der beiden Gruppen im Beobachtungszeitraum registriert und eine Kaplan-Meier-Überlebenskurve erstellt.

2. Patienten und Methoden

2.1 Studienprotokoll

Die Studie wurde von der Ethikkommission der Ärztekammer Hamburg geprüft und genehmigt (OB-012/08). Alle Patienten und Probanden gaben eine schriftliche Einverständniserklärung vor der Aufnahme in die Studie.

Die Studie wurde in zwei Teile eingeteilt:
1. Eine Fall-Kontroll-Studie mit einem Patientenkollektiv und einer gesunden Kontrollgruppe.
2. Eine prospektive Verlaufskontrolle innerhalb des Patientenkollektivs.

2.1.1 Fall- Kontroll-Studie

2.1.1.1 Patientenkollektiv

In die Patientengruppe eingeschlossen wurden 61 PH-Patienten der Gruppe I (PAH) und Gruppe IV (CTEPH) der Dana-Point-Klassifikation, die sich regelmäßig zur Verlaufsbeobachtung in der pulmologischen Ambulanz der II. Medizinischen Klinik des Universitätskrankenhauses Hamburg-Eppendorf vorstellen.

Tabelle 2: Die Zugehörigkeit der Patienten in der Dana-Point-Klassifikation.

Dana-Point-Klassifikation	Anzahl
PAH (Klasse I)	**44**
IPAH	25
FPAH	2
PAH bei Kollagenosen	8
PAH bei angeborenem Herzfehler	7
PAH aufgrund sonstiger Erkrankung	2
CTEPH (Klasse IV)	**17**

Dabei gehörten 14 Patienten der Klasse II der Klassifikation der New York Heart Association (NYHA) an, 37 Patienten waren als NYHA III eingestuft und 10 Patienten als NYHA IV.

Die Einschlusskriterien

- Weibliche und männliche PAH-Patienten
- Im letzten Rechtsherzkatheter ein pulmonal-arterieller Mitteldruck von ≥ 25 mmHg in Ruhe
- Zugehörigkeit zu Klasse I (PAH) bzw. IV (CTEPH) der Dana-Point-Klassifikation
- Vorliegen einer schriftlichen Einverständniserklärung

Die Ausschlusskriterien

- Patienten mit einer PH aufgrund von Linksherzerkrankungen (Dana-Point-Klasse II), charakterisiert durch einen pulmonal-kapillären Verschlussdruck (PCWP) von > 15 mmHg
- Chronische Niereninsuffizienz (Serum-Kreatinin >1.5 mg/dl)
- Instabile Angina pectoris
- Maligne Tumoren
- Aktueller Alkohol- oder Drogenmissbrauch
- Schwangerschaft

2.1.1.2 Kontrollgruppe

Die Rekrutierung der Kontrollgruppe erfolgte zunächst durch eine Zeitungsanzeige in der Hamburger Morgenpost und dann zusätzlich mittels einer Datenbank-Recherche durch das Clinical Trial Center North der mediGate GmbH. Insgesamt wurden 74 Personen in die Kontrollgruppe eingeschlossen. Die Strukturgleichheit der beiden Gruppen wurde durch die matched-pairs-Technik erzielt und die jeweiligen

Messungen und Untersuchungen der beiden Gruppen wurden von identischen Personen durchgeführt.

Die Einschlusskriterien

- Weibliche und männliche Probanden
- Gesunde Probanden oder Probanden mit leichter bis mittelschwerer Allgemeinerkrankung
- Vorliegen einer schriftlichen Einverständniserklärung

Die Ausschlusskriterien

- Höhergradige Trikuspidalinsuffizienz oder andere Zeichen einer pulmonalen Hypertonie in der Echokardiographie
- Schwere Allgemeinerkrankung
- Aktueller Drogen- oder Alkoholabusus
- Schwangerschaft

2.1.1.3 Durchgeführte Untersuchungen

In der monozentrischen Fall-Kontroll-Studie wurden sowohl die Patienten als auch die gesunden Probanden einer venösen Blutentnahme und einer Endothelfunktionsmessung mit der Ultraschallmethode unterzogen. Bei der Kontrollgruppe wurde vor diesen beiden Untersuchungen eine Echokardiographie zum PAH-Ausschluss durchgeführt. Hierbei wurde im Vierkammerblick eine Dopplersequenz über der Trikuspidalklappe aufgezeichnet. Bei Fehlen einer Trikuspidalinsuffizienz wurde davon ausgegangen, dass keine PAH vorliegt.

Als erste Untersuchung wurde bei allen Probanden die Probengewinnung durch eine venöse Blutentnahme durchgeführt. Dabei wurde eine Vene in der linken Ellenbeuge punktiert und Blut in eine 9ml Ammonium-Heparin-Monovette (16 I.E./ml, Firma Sarstedt, Nürmbrecht, Deutschland) entnommen. Anschließend wurde die Blutprobe bei 5 °C und 4000 Umdrehungen pro Minute für 10 Minuten zentrifugiert und das Plasma wurde bis zur weiteren Analyse bei -80 °C gelagert.

Anschließend fand eine Blutdruckmessung am linken Arm des Probanden statt, wobei die Methode nach Riva-Rocci angewandt wurde.

Zuletzt wurde bei allen Patienten und Probanden eine Endothelfunktionsmessung mit der Ultraschallmethode durchgeführt.

2.1.2 Prospektive Verlaufsbeobachtung

Im zweiten, prospektiven Teil der Studie wurden 44 PAH-Patienten aus dem oben aufgeführten Patientenkollektiv in zwei Gruppen eingeteilt: Die erste Gruppe (n = 14) umschloss Patienten im unteren Quartil des MPO-Spiegels, die zweite Gruppe (n = 30) beinhaltete die Patienten in den oberen drei Quartilen der MPO-Spiegel. Der Cut-off-Wert lag bei 357 pmol/l.

Das gleiche Patientenkollektiv wurde gleichzeitig gemäß ihres BNP- bzw. hsCRP-Werts in jeweils eine Gruppe mit BNP-Werten (bzw. hsCRP-Werten) im untersten Terzil und eine zweite Gruppe mit BNP-Werten (bzw. hsCRP-Werten) in den oberen beiden Terzilen eingeteilt. Der Cut-off-Wert für BNP lag bei 570 ng/ml und für hsCRP bei 0,160 mg/dl.

Am ersten Tag der Studie (Baseline) wurden die Plasmaspiegel von MPO, BNP und hsCRP mittels einer venösen Blutentnahme erfasst, und jeder Patient wurde einem 6-Minuten-Gehtest unterzogen.

Die Patienten wurden daraufhin nach drei (WV1), nach sechs (WV2), nach neun (WV3) und nach zwölf Monaten (WV4) wieder einbestellt, um die körperliche Belastbarkeit anhand des 6-Minuten-Gehtests zu erfassen.

Darüber hinaus wurden Todesfälle innerhalb der beiden Gruppen registriert und die Ergebnisse mittels Kaplan-Meier-Kurven dargestellt. Die Beobachtungszeit in dieser Überlebensstudie betrug 65 Wochen nach Baseline.

2.2 Bestimmung der MPO-Plasmaspiegel

Zur Bestimmung der MPO-Plasmaspiegel mit Hilfe der Enzyme-Linked-Immunosorbent-Assay (ELISA)-Methode der Firma Calbiochem (Kalifornien, USA) wurden die bei -80 °C gelagerten Plasmaproben zunächst auf Eis aufgetaut.
Bei dieser Methode sind spezifische MPO-Antikörper an die Mikrotiterplatte gebunden. Nach der Antigen-Antikörperreaktion werden die Immunkomplexe durch einen Zweitantikörper gebunden. Dieser ist mit einem Enzym verknüpft, welches nach einer Reaktion mit einem chromogenen Substrat photometrisch bestimmt werden kann.
Zunächst wurden die Plasmaproben der Studienteilnehmer mit dem Probenverdünnungspuffer im Verhältnis 1:3 verdünnt. Es folgte das Auftragen von 100 µl der verdünnten Plasmaproben zusammen mit der Standardreihe auf die auf Eis liegende Mikrotiterplatte und die Inkubation für zwei Stunden bei 37 °C. Die Mikrotiterplatte war mit einem monoklonalen MPO-Antikörper als Festphasenantikörper beschichtet, sodass die Plasma-MPO an den Antikörper und damit an die Mikrotiterplatte binden konnte. Die Platte wurde fünfmalig mit einem verdünnten Waschpuffer gewaschen und nach Zugabe des polyklonalen MPO-Antikörper als Zweitantikörper bei 4 °C über Nacht inkubiert.
Nach ca. 15 Stunden wurden 100 µl der verdünnten avidine-alkalischen Phosphatase hinzugefügt mit folgender Inkubation für eine Stunde bei 37 °C. Nach erneutem Waschen wurden 100 µl p-Nitrophenylphosphat (pNPP), ein Substrat der alkalischen Phosphatase, auf die Platte gegeben und für 20 Minuten inkubiert. Daraus entstand der photometrisch zu erfassende Komplex. Nach Zugabe der Stopp-Lösung, die in EDTA gelöstes Natriumhydroxid enthielt, erfolgte abschließend die Bestimmung der MPO-Konzentration per Absorptionsmessung bei einer Wellenlänge von 405 nm.

2.3 Bestimmung der Elastase-Plasmaspiegel

Elastase ist ein proteolytisches Enzym das in den gleichen azurophilen Granula wie MPO gespeichert wird. Um zu überprüfen, ob das zirkulierende MPO tatsächlich durch Degranulation von neutrophilen Granulozyten und Makrophagen in den Blutstrom gelangt war, wurde zusätzlich der Elastase-Plasmaspiegel bestimmt und die Korrelation der beiden Spiegel überprüft.

Hierzu wurden die Proben auf Eis aufgetaut und das Plasma zunächst mit einem Probenverdünnungspuffer im Verhältnis 1:20 verdünnt. Im Anschluss wurde das ELISA-Verfahren nach Angaben des Herstellers Immuno Biological Laboratories (Hamburg, Deutschland) ausgeführt.

Dabei wurden zunächst 100 µl der verdünnten Plasmaproben sowie die Standardreihe auf die auf Eis liegende Mikrotiterplatte pipettiert und eine Stunde bei Raumtemperatur inkubiert. Die Mikrotiterplatte war mit einem polyklonalen anti-PMN Elastase-Antikörper beschichtet, an den sich die Plasma-Elastase binden konnte.

Nach viermaligem Waschen mit dem Waschpuffer wurden 150 µl des an Meerrettichperoxidase (HRP) gebundenen Zweitantikörpers hinzugefügt. Erneut folgte eine Inkubation für eine Stunde bei Raumtemperatur, wobei eine Wiege mit 50 Umdrehungen pro Minute zum Einsatz kam.

Nach Zugabe von 200 µl des HRP-Substrats TMB und darauf folgendem Waschen konnte die PMN-Elastase-Konzentration schließlich nach Addition der Stopplösung bei 450 nm mit einer Referenzwellenlänge von 620 nm per Absorption gemessen werden.

2.4 Bestimmung der BNP-Plasmaspiegel

Das B-Type Natriuretic-Protein (BNP) ist ein etablierter Marker für ventrikuläre Funktionsstörungen mit der manifesten Herzinsuffizienz als Maximalausprägung. BNP wird von Herzmuskelzellen des linken und rechten Ventrikels bei mechanischer Überdehnung gebildet, es wirkt antagonisierend zum Renin-Angiotensin-System. Da das N-terminale proBNP (NT-proBNP) eine längere Halbwertszeit bei identischer

Exprimierung besitzt, wird diese inaktive Form des Hormons zur Messung der Plasmaspiegel herangezogen.

In der vorliegenden Studie kam das Elecsys®-Protokoll der Firma Roche Diagnostics AG (Zug, Schweiz) zur Bestimmung der NT-proBNP-Plasmaspiegel zum Einsatz. Dabei bilden das Antigen aus der Plasmaprobe, ein biotinylierter monoklonaler NT-proBNP-spezifischer Antikörper und ein mit Ruthenium-Komplex markierter monoklonaler NT-proBNP-spezifischer Antikörper einen Sandwich-Komplex. Nach Zugabe von Streptavidin-beschichteten Mikropartikeln wurde der Komplex über Biotin-Streptavidin-Wechselwirkung an die Festphase gebunden. Nach der Überführung des Reaktionsgemisches in die Messzelle erfolgte die Fixierung der Mikropartikel auf die Oberfläche der Elektrode mittels magnetischer Wirkung. Danach wurden die ungebundenen Substanzen mit ProCell entfernt. Durch Anlegen einer Spannung wurde die Chemiluminiszenzemission induziert und mit dem Photomultiplier gemessen. Die Ermittlung der Ergebnisse erfolgte anhand einer gerätespezifischen Kalibrationskurve.

2.5 Bestimmung der hs-CRP-Plasmaspiegel

Die hoch-sensitive Messung des C-reaktiven Proteins (hsCRP) gilt als Methode zur Erkennung und Risikoabschätzung kardiovaskulärer Erkrankungen. Die Bestimmung der hsCRP-Plasmaspiegel erfolgte mit Hilfe des immunologischen Trübungstests Tina-quant® der Firma Roche Diagnostics AG. Dabei wird zur Plasmaprobe zunächst ein TRIS-Puffer zugefügt und dann an Latex-Mikropartikel gebundene Anti-CRP-Antikörper (Maus) zugegeben. Diese Antikörper reagieren mit den Antigenen aus der Probe und Formen einen Antigen/Antikörper-Komplex. Dieser wird nach der Agglutination turbidimetrisch gemessen.

2.6 Bestimmung der Endothelfunktion

Die Messung der Endothelfunktion erfolgte mittels Duplex-Sonografie der Arteria brachialis und stützte sich auf die Richtlinien des American College of Cardiology [101]. Diese Methode gliedert sich in zwei Teile, in die Messung der endothel-abhängigen Vasodilalatation („flow-mediated vasodilation", FMD) und die Bestimmung der endothel-unabhängigen Vasodilatation durch Nitroglyzerin („nitro-mediated vasodilation", NMD).

2.6.1 Patientenvorbereitung

Um Störgrößen zu minimieren, wurden die Probanden angewiesen, vor der Untersuchung eine mindestens achtstündige Nüchternperiode einzuhalten und in dieser Zeit besonders auf Koffein, Vitamin C und Tabakprodukte zu verzichten. Da die Patienten auf die regelmäßige Einnahme der PAH-Medikation angewiesen waren, wurde aus ethischen Gründen auf ein Sistieren der Medikamente vor der Messung verzichtet. Die Untersuchung fand in einem ruhigen, temperaturkontrollierten Raum am liegenden Probanden statt.

2.6.2 FMD-Messung

Bei der Messung der FMD wird die Endothelfunktion von der quantitativen Dilatation des Gefäßes als Antwort auf einen erhöhten Blutfluss in der Arteria brachialis abgeleitet. Eine am Oberarm auf suprasystolische Werte aufgeblasene Blutdruckmanschette erzeugt zunächst eine Blutstauung mit Ischämie. Nach dem Öffnen der Manschette folgt eine reaktive Hyperämie, woraufhin das Endothel aufgrund der erhöhten Reibungskraft Stickstoffmonoxid (NO*) und andere vasodilatierende Substanzen ausschüttet. Der Unterschied im Durchmesser der Arterie vor und nach der Stauung wird durch Ultraschall visualisiert und die prozentuale Erweiterung als Maß für die Endothelfunktion berechnet.

Patienten und Methoden

Vor Beginn der Untersuchung wurde eine Messung des Blutdrucks am linken Arm durchgeführt. Eine weitere Blutdruckmanschette wurde am rechten Oberarm angelegt. In der rechten Fossa cubitalis wurde die A. brachialis mittels Duplex-Sonographie aufgesucht; verwendet wurde ein Siemens Sonoline G50-Ultraschallgerät mit einem 12 MHz linear-array-transducer zur zweidimensionalen Darstellung der Arterie im Längsschnitt. Das Augenmerk hierbei wurde auf die gute Abgrenzbarkeit von Lumen und Intima gelegt, sowohl an der vorderen als auch an der hinteren Gefäßwand.

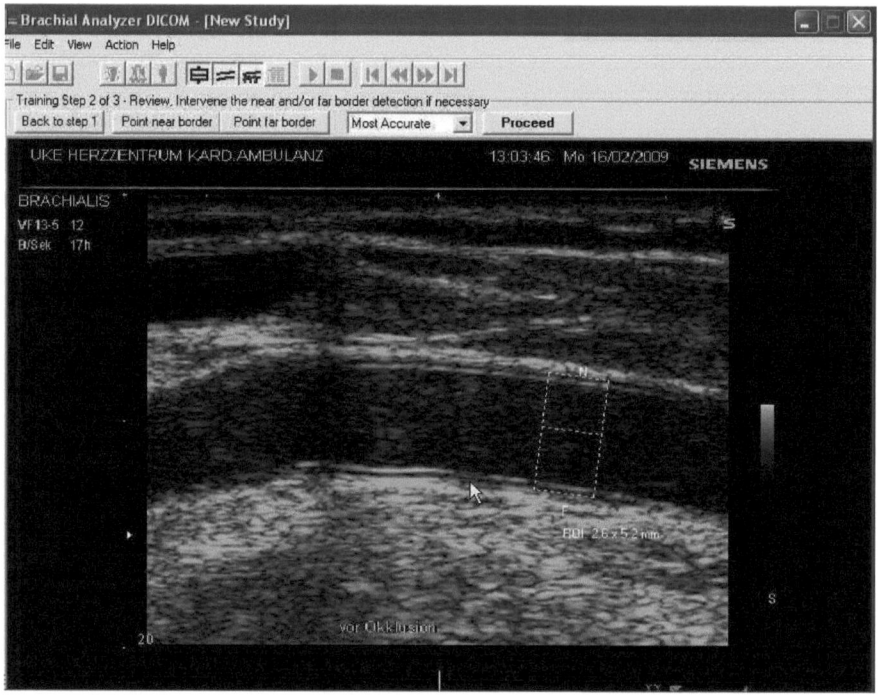

Abb. 6:
Ultraschalldarstellung der Arteria brachialis im Längsschnitt und Darstellung des Gefäßdurchmessers von Intima zu Intima.

Nach Erfassung einer viersekündigen Baseline-Sequenz im DICOM-Format zeichnete der Untersucher mittels gepulsten Dopplers das Geschwindigkeits-Zeit-Integral (VTI) des Blutflusses in der Gefäßmitte auf. Daraufhin wurde die am

Oberarm platzierte Blutdruckmanschette auf einen mindestens 50 mmHg über dem systolischen Blutdruck liegenden Wert aufgeblasen. Während dieser Ischämiephase wurde das longitudinale Bild der Arterie kontinuierlich aufgezeichnet. Nach fünf Minuten erfolgte die Öffnung der Manschette und innerhalb der folgenden 15 Sekunden wurde das VTI des Blutflusses erneut durch gepulsten Doppler gemessen um daraus den Volumen-Fluss-Quotienten (flow ratio) aus dem maximalen, durch reaktive Hyperämie hervorgerufenem Fluss und dem Baseline-Fluss zu berechnen. Eine Minute nach Öffnung der Manschette wurde eine Sequenz der erweiterten Arterie aufgezeichnet, wobei entscheidend war, dieselbe Stelle wie bei Aufzeichnung der Baseline-Sequenz zu visualisieren. Merkmale wie Gefäßabzweigungen dienten hierfür zur Orientierung.

2.6.3 NMD-Messung

Nach Abschluss der FMD-Messung schloss sich eine zehnminütige Ruhephase an, um Baseline-Verhältnisse für die folgende NMD-Bestimmung wiederherzustellen.
Die NMD gibt Rückschlüsse auf die Gefäß-Compliance, die Funktion der glatten Gefäßmuskulatur und andere endothel-unabhängige Faktoren, die die Messung der FMD zusätzlich beeinflussen könnten.
Nach Aufzeichnung einer Baseline-Sequenz des Gefäßareals, das auch schon bei der FMD-Messung herangezogen wurde, sprühte der Untersucher ein Hub (entspricht 0,4 mg Glyceroltrinitrat) Nitrolingual akut® Spray unter die Zunge des Probanden. Der Gefäßausschnitt blieb kontinuierlich im Bild eingestellt und die Speicherung der zweiten Sequenz erfolgte 3,5 Minuten nach der Nitro-Administration. Auch hier wurde der prozentuale Unterschied im Durchmesser der Arterie als Wert für die NMD berechnet.
Bei Probanden mit einem systolischen Blutdruckwert unter 100 mmHg wurde auf die NMD-Untersuchung verzichtet.

2.6.4 Auswertung der Filmsequenzen

Sämtliche Bilder wurden im DICOM-Format gespeichert und auf CD-Rom gebrannt. Die Auswertung erfolgte mit Hilfe des Brachial Analyzer, einer Graustufenerkennungs-Software der Firma Medical Imaging Applications LLC (Coralville, Iowa, USA).
Sowohl die FMD als auch die NMD wurde als prozentuale Erweiterung des Gefäßdurchmessers angegeben.

2.7 Durchführung des 6-Minuten-Gehtests

Als wichtiger prognostischer Parameter für die Verlaufsbeobachtung von PAH-Patienten hat sich der standardisierte 6-Minuten-Gehtest (6MWT) herausgestellt. Die in 6 Minuten zurückgelegte Strecke gilt als objektiver Anhaltspunkt für die funktionale Belastungskapazität, das Ansprechen auf Therapie und die Prognose des Patienten [102]. Patienten unter Therapie, die 378m oder mehr erreichen, haben unabhängig von ihrem Baseline-6MWT eine verbesserte Prognose [103]. Als minimaler klinisch relevanter Unterschied in der Gehstrecke wird ein Wert von 54m angesehen [102]. Viele Studien benutzen den 6MWT als primären Ergebnisparameter oder als integralen Teil des primären Endpunkts [104].
Der 6MWT wurde gemäß den Vorgaben der American Thoracic Society [105] durchgeführt, wobei die Patienten mehrmals eine 30 m lange ebene Strecke mit einer geschulten Krankenschwester zurücklegten und die innerhalb von sechs Minuten erreichte Wegstrecke addiert wurde. Falls Patienten auf Hilfsmittel wie Rollator angewiesen waren, konnten sie diesen während des Tests benutzen. Auch eine eventuelle Langzeit-Sauerstofftherapie wurde während des Tests fortgeführt.

2.8 Die statistische Auswertung

Kategorische Daten wurden mit der Häufigkeit und dem prozentualen Anteil angegeben und mit dem χ^2-Test verglichen.

Normalverteilte Daten wurden mit Mittelwert und Standardfehler angegeben, während nicht-normalverteilte Daten mit Median und Interquartilabständen (IR) dargestellt wurden. Normalverteilte Daten wurden mit dem t-Test für verbundene bzw. unverbundene Stichproben auf Signifikanz geprüft.

Zur Überprüfung der Korrelation zwischen MPO- und Elastase-Spiegel wurde die Pearson-Korrelation angewandt.

Das Überprüfen der nicht-normalverteilten Daten auf Signifikanz wurde mit dem Mann-Whitney U-Test und dem Wilcoxon-Vorzeichenrangtest durchgeführt.

Die Daten zum Überleben der jeweiligen Patientengruppe wurden anhand einer Kaplan-Meier-Kurve dargestellt und die Signifikanz mittels des Log-Rank (Mantel-Cox)-Tests kontrolliert.

Alle oben genannten statistischen Tests wurden mit Hilfe der Software SPSS 17.0 (SPSS Inc., Illinois, USA) durchgeführt.

Ein Wert für $p < 0,05$ wurde als statistisch signifikant angesehen.

3. Ergebnisse

Die vorliegende Studie besteht aus zwei Teilen: Zum einen wurde die Patientengruppe in einer Fall-Kontroll-Studie bezüglich der Plasmaspiegel von MPO, BNP und hsCRP sowie der Endothelfunktion mit einem gesunden Kontrollkollektiv verglichen.

Im zweiten, prospektiven Teil wurden die Patienten in verschiedene Gruppen eingeteilt und einer Verlaufsbeobachtung unterzogen. Hier wurde die Aussagekraft der MPO-, BNP- und hsCRP- Baseline-Spiegel auf den klinischen Schweregrad und die Mortalität der PAH-Patienten überprüft.

Im Folgenden werden die Ergebnisse dieser Untersuchungen vorgestellt.

3.1 Vergleich von Patienten- und Kontrollgruppe (Fall-Kontroll-Studie)

61 Patienten, die an einer PH der Dana-Point-Klassen I oder IV leiden, wurden in die Studie eingeschlossen, 74 Personen ohne PH bildeten die Kontrollgruppe. Die PAH-Gruppe unterschied sich von der Kontrollgruppe signifikant hinsichtlich der Einnahme von Marcumar, Diuretika, ET1-Rezeptor-Blockern, PDE5-Inhibitoren und Prostazyklin-Analoga.

Tabelle 3: Klinische Charakteristika von Patienten- und Kontrollgruppe

	PAH-Gruppe (n=61)	Kontrollgruppe (n=74)	p-Wert
Weiblich	39 (63,9%)	48 (64,9%)	0,90
Alter	62,1 ± 13,2	62,9 ± 8,1	0,89
art. Hypertonus	23 (37,7%)	34 (46,0%)	0,33
Diabetes mellitus	9 (14,8%)	9 (12,2%)	0,66
KHK	5 (8,2%)	3 (4,1%)	0,31
Vorhofflimmern	4 (6,6%)	3 (4,1%)	0,51
Hypercholesterinämie	7 (11,5%)	9 (12,2%)	0,90
COPD	8 (13,1%)	4 (5,4%)	0,12
Nikotinabusus	10 (16,4%)	11 (14,9%)	0,81
Hypothyreose	7 (11,5%)	4 (5,4%)	0,20
Beta-Blocker	8 (13,1%)	15 (20,3%)	0,27
ACE-Hemmer	12 (19,7%)	10 (13,5%)	0,33
AT1-Inhibitor	6 (9,8%)	6 (8,1%)	0,73
Statin	7 (11,5%)	7 (9,5%)	0,71
ASS 100	5 (8,2%)	8 (10,8%)	0.61
Amiodaron	3 (4,9%)	1 (1,4%)	0,24
L-Thyroxin	7 (11,5%)	4 (5,4%)	0,20
Calzium-Antagonist	12 (19,7%)	6 (8,1%)	0,05
Marcumar	43 (70,5%)	0 (0,0%)	<0,01
Diuretika	39 (63,9%)	11 (14,9%)	<0,01
ET1-Rezeptor Blocker	41 (67,2%)	0 (0,0%)	<0,01
PDE5-Inhibitor	29 (47,5%)	0 (0,0%)	<0,01
Prostazyklin-Analogon	28 (45,9)	0 (0,0%)	<0,01

3.1.1 MPO-Plasmaspiegel

Die MPO-Plasmaspiegel der PAH-Patienten waren im Vergleich zur Kontrollgruppe signifikant erhöht. Der Median bei der Patientengruppe betrug 495 pmol/l mit einem Interquartilsabstand (IR) von 360 – 792 pmol/l gegenüber 431 pmol/l (IR 301 – 605 pmol/l) bei der Kontrollgruppe ($p < 0{,}05$).

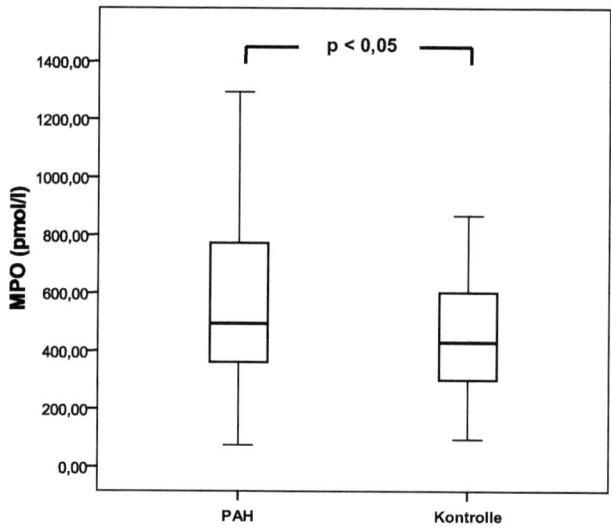

Abb. 7:
MPO-Plasmaspiegel der PAH-Patienten und der Kontrollgruppe. Die Spiegel in der Patientengruppe waren im Vergleich zur Kontrollgruppe signifikant erhöht. Dargestellt sind jeweils der Median, das obere und untere Quartil sowie die Whisker als maximal 1,5 x IR.

Dabei korrelierten die MPO-Spiegel innerhalb der Patientengruppe mit den Plasmaspiegeln von Elastase, einem Enzym das wie MPO in den azurophilen Granula von neutrophilen Granulozyten und Makrophagen exprimiert wird (Pearson-Korrelation 0,906, $p < 0{,}01$).

3.1.2 BNP-Plasmaspiegel

In der Patientengruppe waren die BNP-Plasmaspiegel signifikant höher als in der Kontrollgruppe. Der Median betrug in der PAH-Gruppe 1360 ng/ml (IR 508 – 3145 ng/ml) im Vergleich zu 120 ng/ml (IR 75 – 210 ng/ml) in der Kontrollgruppe (p<0,001).

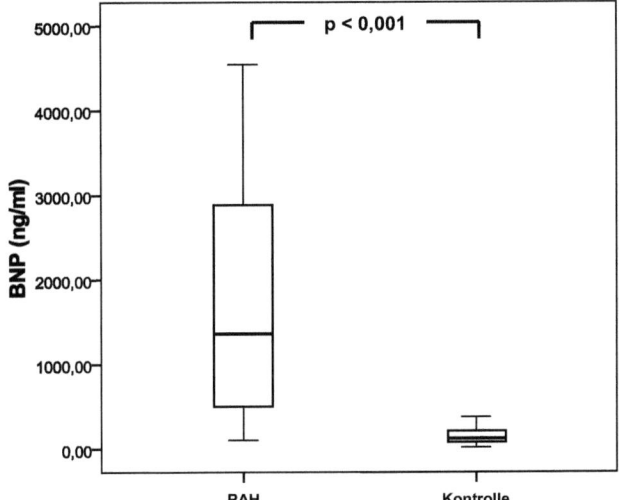

Abb. 8:
BNP-Plasmaspiegel der PAH-Patienten im Vergleich zu der Kontrollgruppe. Die PAH-Patienten wiesen signifikant höhere Werte als die Probanden der Kontrollgruppe auf. Dargestellt sind jeweils der Median, das obere und untere Quartil sowie die Whisker als maximal 1,5 x IR.

3.1.3 hsCRP-Spiegel

Mit einem Median von 0,380 mg/dl (IR 0,125 – 3,495 mg/dl) in der Patientengruppe im Vergleich zu 0,265 mg/dl (IR 0,100 – 0,620 mg/dl) im Kontrollkollektiv war der hsCRP-Plasmaspiegel in der Patientengruppe nur im Trend erhöht (p = 0,052).

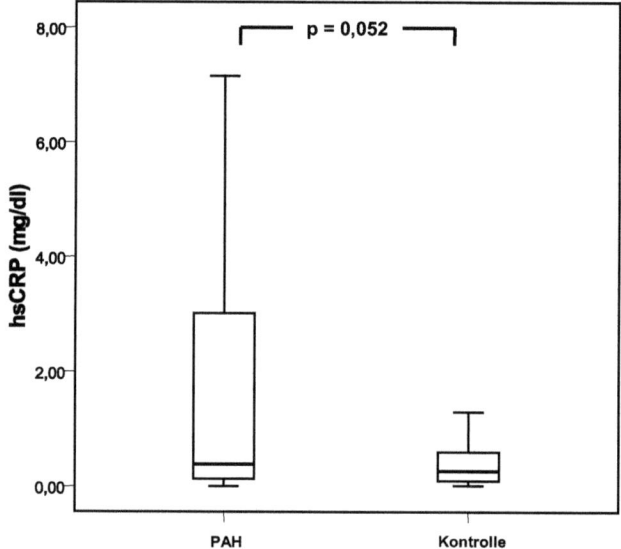

Abb. 9:
HsCRP-Plasmaspiegel von Patientengruppe und Kontrollkollektiv. Hier waren die Werte in der Patientengruppe nur im Trend erhöht. Dargestellt sind jeweils der Median, das obere und untere Quartil sowie die Whisker als maximal 1,5 x IR.

3.1.4 Endothelfunktion

Sowohl die PAH-Patienten als auch die Kontrollgruppe wurden einer Endothelfunktionsmessung mit der Ultraschallmethode unterzogen. Hierbei ergaben sich keine statistisch signifikanten Unterschiede zwischen beiden Gruppen.
Bei der endothel-abhängigen Vasodilatation (flussabhängige Vasodilatation, FMD) erreichte die PAH-Gruppe im Durchschnitt eine niedrigere prozentuale Gefäßerweiterung als die Kontrollgruppe:
6,74 % (Standardfehler (SE) ± 0,66%) vs. 7,45 % (SE ± 0,61%), p = 0,43.

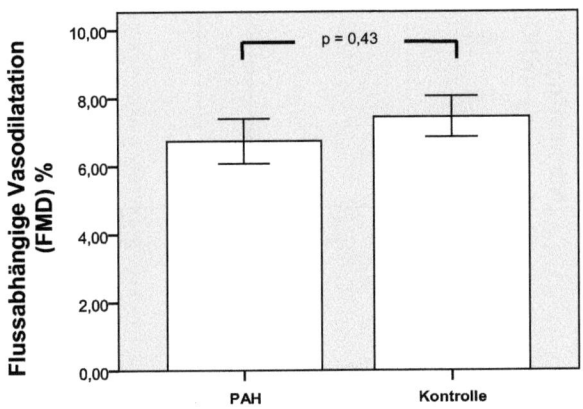

Abb. 10:
Endothel-abhängige Gefäßerweiterung (FMD) der A. brachialis bei den PAH-Patienten und der Kontrollgruppe. Es zeigte sich kein signifikanter Unterschied zwischen beiden Gruppen. Dargestellt ist jeweils der Mittelwert mit ± 1 Standardfehler.

Ergebnisse

Auch bei der endothel-unabhängigen Messung (nitroabhängige Vasodilatation, NMD) nach Gabe von Nitrolingual akut®-Spray ergab sich keine statistische Signifikanz, die durchschnittliche Vasodilatation war in der Patientengruppe niedriger als im Kontrollkollektiv:
9,44 % (SE ± 1,05 %) vs. 10,57% (SE ± 0,90%), p = 0,41.

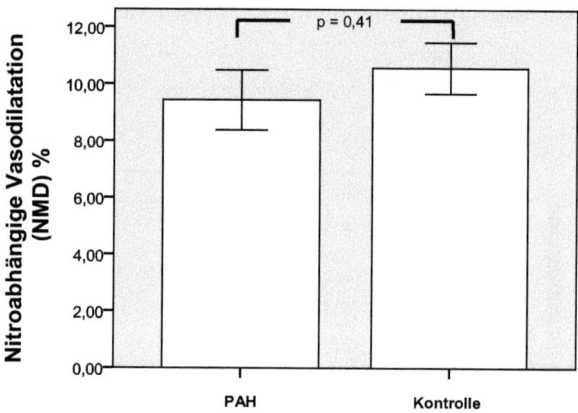

Abb. 11:
Endothel-unabhängige Gefäßerweiterung (NMD) der A. brachialis bei den PAH-Patienten im Vergleich mit der Kontrollgruppe. Auch hier war der Unterschied zwischen beiden Gruppen statistisch nicht signifikant. Dargestellt ist jeweils der Mittelwert mit ± 1 Standardfehler.

3.2 Verlaufsbeobachtung innerhalb der Patientengruppe (Prospektive Studie)

Im zweiten Teil der Studie wurden 48 Patienten aus der PAH-Gruppe hinsichtlich ihres MPO-Spiegels bei Baseline in zwei Gruppen eingeteilt. Ebenso wurde dieses Kollektiv gemäß des BNP- bzw. hsCRP-Wertes in jeweils zwei Gruppen aufgeteilt.

3.2.1 Prognose der Schwere der Erkrankung

Bei Baseline und bei vier Wiedervorstellungsterminen (WV) nach drei, sechs, neun und zwölf Monaten wurden die Patienten jeweils einem 6-Minuten-Gehtest (6MWT) zur Evaluation ihrer funktionalen Belastungskapazität unterzogen.

3.2.1.1 MPO

Die Patienten wurden bei Baseline in eine Gruppe mit MPO-Werten im unteren Quartil (n = 14) und eine Gruppe mit Werten in den oberen drei Quartilen (n = 34) aufgeteilt, wobei der Grenzwert bei 357 pmol/l lag.
Sowohl bei Baseline als auch bei den ersten drei Wiedervorstellungsterminen zeigte sich zwischen den beiden Gruppen ein signifikanter Unterschied bezüglich der erreichten Wegstrecke im 6MWT. Die Patienten mit den niedrigeren MPO-Baseline-Werten konnten jeweils eine signifikant größere Wegstrecke zurücklegen als die Patienten mit den höheren MPO-Baseline-Werten. Am vierten Wiedervorstellungstermin nach zwölf Monaten war dieser Unterschied nur im Trend ersichtlich.

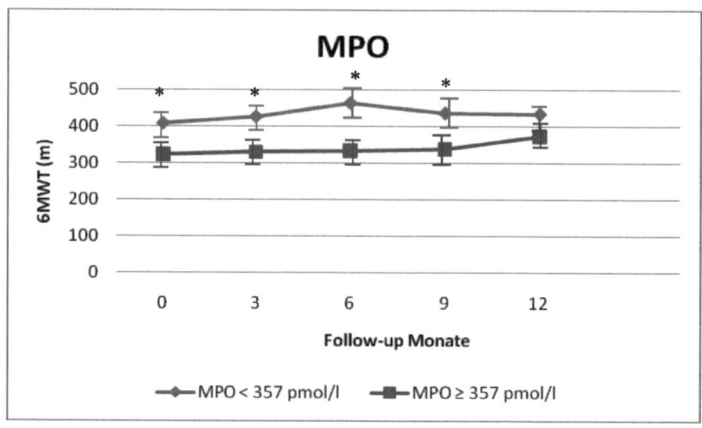

Abb. 12:
6-Minuten-Gehtest (6MWT) der PAH-Patienten mit den niedrigeren MPO-Baselinespiegeln im Vergleich zu den PAH-Patienten mit den höheren MPO-Baselinewerten. Die Gruppe mit den niedrigeren MPO-Spiegeln erreichte bei Baseline und bei den vier Wiedervorstellungsterminen bessere Werte im 6MWT als die Patienten mit den höheren MPO-Baselinespiegeln.
Dargestellt sind jeweils die Mittelwerte in Metern mit ± 1 Standardfehler. Mit (*) ist ein statistisch signifikanter Unterschied gekennzeichnet.

Tabelle 4: Die erreichten Werte im 6MWT in Metern (Standardfehler in Klammern)

Follow-up Monate	MPO < 357 pmol/l (n = 14)	MPO ≥ 357 pmol/l (n = 34)	Signifikanz p
0	409 (±27)	324 (±26)	< 0,05
3	427 (±25)	331 (±29)	< 0,05
6	464 (±27)	334 (±25)	< 0,01
9	437 (±31)	339 (±27)	< 0,05
12	435 (±29)	375 (±27)	= 0,17

3.2.1.2 BNP

Die Gruppierung der Patienten gemäß ihres Baseline-BNP-Wertes (Grenzwert bei 570 ng/ml) resultierte in ähnlichen Ergebnissen wie in der MPO-Einteilung. Auch hier zeigte sich in der Gruppe mit den niedrigeren BNP-Spiegeln eine signifikant bessere Leistung im 6MWT bei Baseline und den ersten drei Wiedervorstellungsterminen. Nach zwölf Monaten war dieser Unterschied nur im Trend zu erkennen.

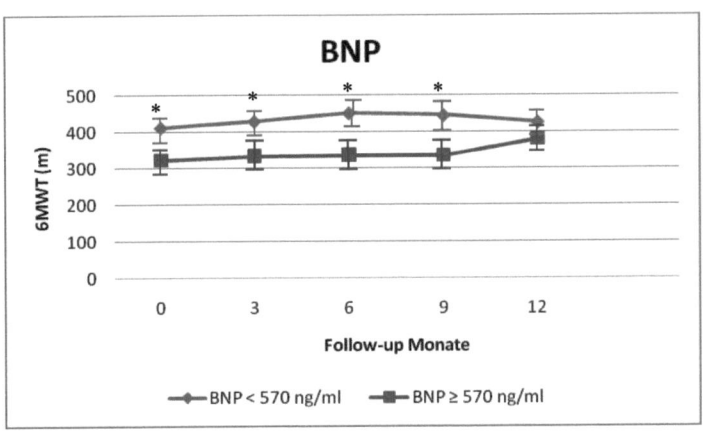

Abb. 13:
6MWT der Gruppe der PAH-Patienten mit den niedrigeren BNP-Baselinespiegeln im Vergleich zu den PAH-Patienten mit den höheren BNP-Baselinewerten. Die Gruppe mit den niedrigeren BNP-Spiegeln erreichte bei Baseline und bei den vier Wiedervorstellungsterminen bessere Werte im 6MWT als die Patienten mit den höheren BNP-Baselinespiegeln.
Dargestellt sind jeweils die Mittelwerte in Metern mit ± 1 Standardfehler. Mit (*) ist ein statistisch signifikanter Unterschied gekennzeichnet.

Tabelle 5: Die erreichten Werte im 6MWT in Metern (Standardfehler in Klammern)

Follow-up Monate	BNP < 570 ng/ml (n = 14)	BNP ≥ 570 ng/ml (n = 34)	Signifikanz p
0	412 (±31)	323 (±25)	< 0,05
3	429 (±33)	334 (±27)	< 0,05
6	451 (±31)	336 (±25)	< 0,01
9	445 (±32)	335 (±26)	< 0,05
12	426 (±34)	380 (±25)	= 0,29

3.2.1.3 hsCRP

Auch in der Klassifizierung der Patienten nach ihren Baseline-hsCRP-Werten (Grenzwert bei 0,160 mg/dl) zeigte sich ein ähnliches Bild: die Patienten mit den niedrigeren hsCRP-Spiegeln erreichten durchgehend eine bessere Leistung im 6MWT als die Gruppe mit den höheren Werten. Hier waren die Unterschiede zwischen beiden Gruppen bei Baseline und allen vier Wiedervorstellungsterminen statistisch signifikant.

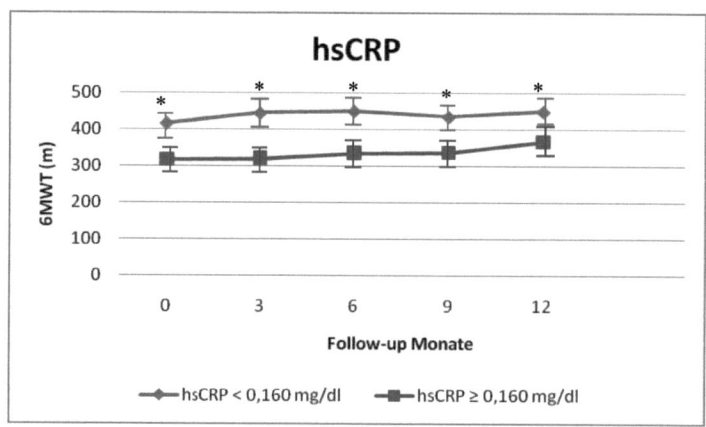

Abb. 14:
6MWT der Gruppe der PAH-Patienten mit den niedrigeren hsCRP-Baselinespiegeln im Vergleich zu den PAH-Patienten mit den höheren hsCRP-Baselinewerten. Die Gruppe mit den niedrigeren hsCRP-Spiegel erreichte bei Baseline und bei den vier Wiedervorstellungsterminen bessere Werte im 6MWT als die Patienten mit den höheren hsCRP-Baselinespiegeln.
Dargestellt sind jeweils die Mittelwerte in Metern mit ± 1 Standardfehler. Mit (*) ist ein statistisch signifikanter Unterschied gekennzeichnet.

Tabelle 6: Die erreichten Werte im 6MWT in Metern (Standardfehler in Klammern)

Follow-up Monate	hsCRP < 0,160 mg/dl (n = 15)	hsCRP ≥ 0,160 mg/dl (n = 33)	Signifikanz p
0	416 (±24)	318 (±27)	< 0,05
3	445 (±24)	321 (±28)	< 0,01
6	451 (±29)	336 (±26)	< 0,01
9	435 (±30)	337 (±28)	< 0,05
12	450 (±28)	367 (±26)	< 0,05

3.2.2 Prognose der Mortalität

Für die Untersuchung zur Mortalität wurde die Gruppeneinteilung unter 3.2.1 beibehalten. Die Todesfälle wurden in einem Zeitraum von 65 Wochen nach Baseline registriert und die Ergebnisse anhand Kaplan-Meier-Überlebenskurven dargestellt.

3.2.2.1 MPO

In der Gruppe mit Baseline-MPO-Werten von mindestens 357 pmol/l (n = 34) verstarben innerhalb des Beobachtungszeitraums neun Patienten, während in der Gruppe mit den niedrigeren MPO-Werten (n = 14) kein Todesfall zu verzeichnen war ($\chi^2 = 4{,}2$; $p < 0{,}05$).

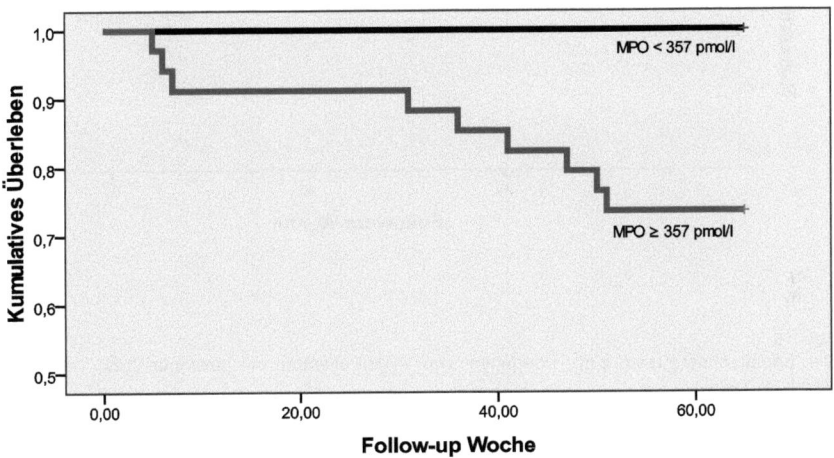

Abb. 15:
Die Kaplan-Meier-Kurve zum Überleben von PAH-Patienten mit niedrigen bzw. hohen MPO-Baselinespiegeln.

3.2.2.2 BNP

Ein ähnliches Ergebnis ließ sich bei der BNP-Einteilung beobachten: Es gab neun Todesfälle in der Gruppe mit BNP-Werten von mindestens 570 ng/ml (n = 34) und keinen Todesfall in der Gruppe mit den niedrigeren BNP-Werten (n = 14) (χ^2 = 4,2; p < 0,05).

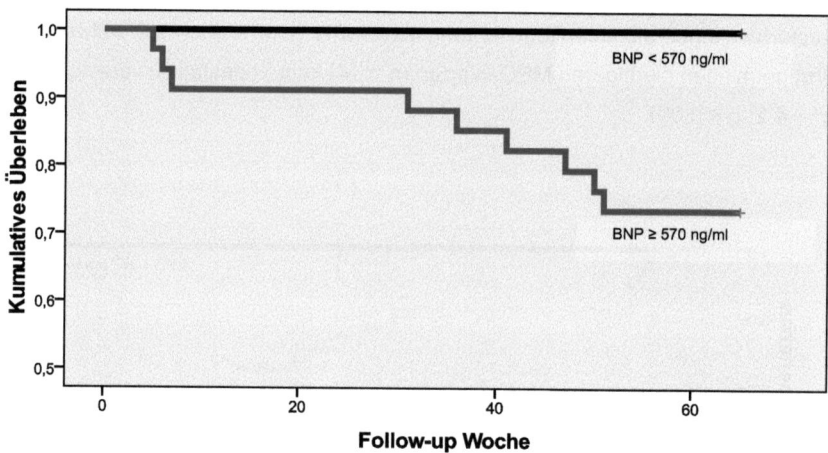

Abb. 16:
Die Kaplan-Meier-Kurve zum Überleben von PAH-Patienten mit niedrigen bzw. hohen BNP-Baselinespiegeln.

3.2.2.3 hsCRP

Fast identisch war die Überlebens-Kurve in der Gruppierung nach dem hsCRP-Plasmaspiegel: Auch hier gab es neun Todesfälle in der Gruppe mit den hohen hsCRP-Werten (n = 33) und keinen Todesfall und der Gruppe mit den niedrigeren Werten (n = 15) (χ^2 = 4,7; p < 0,05).

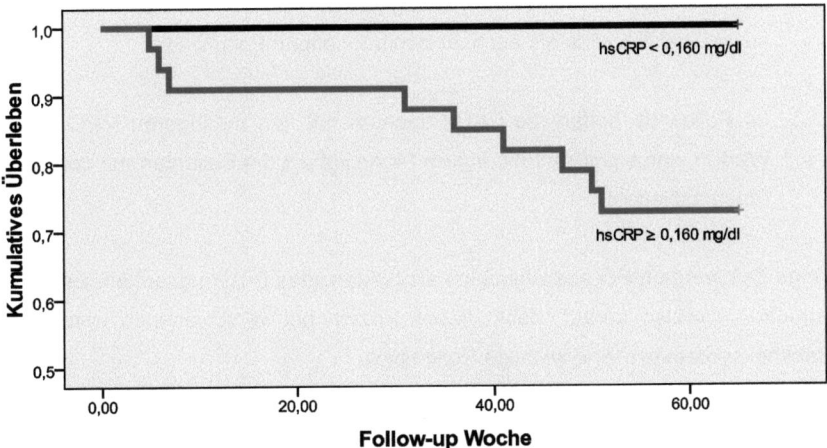

Abb. 17:
Die Kaplan-Meier-Kurve zum Überleben von PAH-Patienten mit niedrigen bzw. hohen hsCRP-Baselinespiegeln.

4. Diskussion

Die zentralen Ergebnisse dieser Arbeit:

1. Im Vergleich zur Kontrollgruppe waren die MPO-Plasmaspiegel in der Patientengruppe signifikant erhöht.

2. Die Patienten im untersten Quartil der MPO-Spiegel hatten eine signifikant bessere Funktionalkapazität, ausgedrückt durch den 6-Minuten-Gehtest, sowohl bei Baseline als auch im zwölfmonatigen Follow-up.

3. Im Follow-up hatten die PAH-Patienten mit den niedrigeren MPO-Baseline-Werten eine signifikant niedrigere Mortalität als die Patienten mit den höheren Plasmaspiegeln.

Lange Zeit wurde MPO ausschließlich als bakterizides Enzym gesehen. Es gibt aber vermehrt Hinweise darauf, dass dieses Enzym bei verschiedenen entzündlichen Krankheitsprozessen eine wichtige Rolle spielt.
So stellte sich heraus, dass MPO endothelial generiertes NO˙ oxidiert, dadurch die NO˙-Bioverfügbarkeit senkt und somit Einfluss auf die Gefäßfunktion nimmt [82,83]. MPO begünstigt auch die Nitrierung von Tyrosin [81], wodurch anti-inflammatorische Enzyme wie die Mangan-Superoxiddismutase gehemmt werden [85]. Gezeigt werden konnte darüber hinaus die Rolle von MPO als pro-fibrotisches Agens bei Vorhofflimmern [76] und als Mediator des Ventrikel-Remodelings bei der akuten und chronischen Linksherzinsuffizienz [68,92,93].
Jedoch ist bisher wenig über die Bedeutung von inflammatorischen Prozessen und MPO bei der PAH und der chronischen Rechtsherzinsuffizienz bekannt.
Die vorliegende Studie zeigt erstmals, dass eine Gruppe von PAH- und CTEPH-Patienten höhere MPO-Plasmaspiegel als eine Vergleichsgruppe aufweist. Sie beschreibt darüber hinaus einen Zusammenhang zwischen der Höhe des MPO-Baseline-Spiegels und der Funktionalkapazität der PAH-Patienten in der Verlaufsbeobachtung und untersucht die Rolle von MPO als möglicher Prädiktor für die Sterblichkeit.

Diskussion

Vermehrte Leukozytenaktivierung bei Patienten mit PAH und CTEPH

Als erste wichtige Erkenntnis der Studie war der Spiegel von zirkulierendem MPO im Plasma der Patienten mit PAH und CTEPH im Vergleich zur Kontrollgruppe signifikant erhöht. Dabei korrelierten die MPO-Spiegel innerhalb der Patientengruppe mit dem Plasmaspiegel von Elastase, einem Enzym das zusammen mit MPO in den azurophilen Granula von neutrophilen Granulozyten und Makrophagen exprimiert und nach Leukozytenaktivierung ausgeschüttet wird.

Die Spiegel des pro-inflammatorischen Markers hsCRP waren in der Patientengruppe ebenfalls erhöht, wobei der Unterschied nicht statistisch signifikant war. Zusammen genommen geben diese Erkenntnisse einen Hinweis darauf, dass Leukozyten bei PAH-Patienten vermehrt aktiviert werden und verstärkt MPO und Elastase sezernieren.

Verschiedene Autoren bestätigen, dass Makrophagen, T- und B-Lymphozyten, neutrophile Granulozyten und andere Entzündungszellen Teil der plexiformen Läsionen bei der PAH sind [16,17,18,19]. Zirkulierende Autoantikörper [14] und die pro-inflammatorischen Zytokine IL-1, IL-6 und TNFα [15] scheinen bei Untergruppen von PAH-Patienten pathophysiologische Relevanz zu besitzen.

In einer kürzlich veröffentlichten Studie [106] wiesen IPAH- und FPAH-Patienten zusätzlich erhöhte Plasmaspiegel von IL-2, IL-4, IL-8, IL-10 und IL-12p70 auf. Ein bedeutendes Ergebnis dieser Arbeit war auch die starke Korrelation von IL-6, IL-8 und IL-10 mit dem 5-Jahres-Überleben der Patienten. Diese Zytokine waren dabei sogar stärker mit der Mortalität assoziiert als die bisher benutzten Prädiktoren wie 6MWT und Rechtsherzfunktion. Das Ergebnis, dass die Zytokine keine Assoziation zu den hämodynamischen Parametern aufwiesen bedeutet wohl, dass die vermehrte Exprimierung der Zytokine nicht einfach nur eine Reflektion der Verschlechterung der Rechtsherzfunktion ist, sondern dass die Zytokine als Teil einer inflammatorischen Reaktion tatsächlich an der Pathogenese der PAH beteiligt sind.

MPO-abhängige Senkung der NO$^{\cdot}$-Bioverfügbarkeit und ihre möglichen Folgen

Diese Erkenntnisse zeigen die bedeutende inflammatorische Komponente bei der Pathophysiologie der PAH, und durch die vorliegende Studie erscheint die Theorie plausibel, dass neutrophile Granulozyten und Makrophagen in der Umgebung der plexiformen Läsionen aktiviert werden und vermehrt MPO sezernieren. MPO könnte daraufhin im subendothelialen Raum akkumulieren und dort seine NO˙-oxidierende Wirkung ausüben. Diese Theorie könnte zumindest teilweise die verminderte endotheliale NO˙-Bioverfügbarkeit bei PAH-Patienten erklären, die in mehreren Studien gezeigt wurde [33,55,56].

NO˙ als bedeutender Mediator der Vasorelaxation der Lungengefäße hat darüber hinaus auch die Fähigkeit, die Proliferation, Migration und DNA-Synthese von EZ [107] und glatten Gefäßmuskelzellen [42] zu unterdrücken. Dadurch wird deutlich, dass der potenzielle Abbau von NO˙ durch MPO nicht nur eine weitreichende Vasokonstriktion der Lungengefäße sondern auch eine Proliferation von EZ und Gefäßmuskelzellen bei Patienten mit PAH auslösen könnte.

Diese antiproliferativen Eigenschaften von NO˙ sind bis jetzt nur wenig erforscht. Neuere Studien ergaben jedoch Hinweise darauf, dass die Aktivierung des NO˙-Signalwegs das Rho/Rho-Kinase vermittelte Gefäß-Remodeling antagonisiert [52,108,109]. In diesem, für die Entstehung der PAH wohl bedeutenden Mechanismus, bewirkt Rho-Kinase nach Aktivierung durch Angiotensin-II die Konstriktion, Proliferation und Migration von glatten Gefäßmuskelzellen [110,111]. NO˙ besitzt somit neben seiner gefäßerweiternden Wirkung auch eine wichtige protektive Funktion zum Schutz vor PAH-assoziiertem Gefäßumbau.

Zusammenfassend führt eine verminderte Bioverfügbarkeit von NO˙ zu Apoptoseresistenz [112], Gefäßmuskelproliferation und Vasokonstriktion. Diese Effekte können als endotheliale Dysfunktion bezeichnet werden, eine Funktionsstörung des Endothels, die als entscheidend für den Verlust der strukturellen Integrität der Lungengefäße bei der PAH angesehen wird [113].

Verschiedene Ursachen für die verminderte NO˙-Bioverfügbarkeit bei Patienten mit PAH wurden postuliert: Eine verringerte Expression der eNOS [114], eine Inhibition der enzymatischen Aktivität der eNOS durch endogene Inhibitoren wie asymmetrisches Dimethylarginin (ADMA) [57] oder die Reaktion von NO˙ mit Superoxid zu Peroxynitrit [58]. Diese Arbeit fügt diesen möglichen Erklärungen nun eine weitere hinzu: Die Oxidierung von NO˙ durch das Enzym MPO.

Die Leukozytenaktivierung und die daraufhin folgende MPO-Ausschüttung könnte dabei Teil der sogenannten „double-hit-Theorie" sein. Viele Autoren glauben, dass die PAH auf dem Boden einer genetischen Prädisposition entsteht, und eine zweite

Noxe in Form von inflammatorischen Reaktionen zum Verlust der endothelialen Integrität führt [13,115,116].

Limitiert werden diese Schlussfolgerungen jedoch durch den rein klinischen Charakter der vorliegenden Studie. Weiterführende experimentelle Studien sind unbedingt notwendig, um die Theorie des MPO-vermittelten Abbaus von NO˙ als Teil des Krankheitsbildes zu bestätigen. So könnte zum Beispiel die Induktion einer PAH bei MPO-knock-out-Mäusen wichtige Erkenntnisse zur Rolle von MPO für den Gefäßtonus in den Lungenarterien geben.

Gegen die Theorie von der MPO-bedingten endothelialen Dysfunktion spricht das Fehlen einer signifikant schlechteren Endothelfunktion der Patientengruppe im Vergleich zur Kontrollgruppe. Sowohl bei der FMD- als auch bei der NMD-Messung waren die Unterschiede zwischen den beiden Gruppen nur im Trend ersichtlich. Fraglich ist hier jedoch die Aussagekraft dieser Messung in der vorliegenden Studie, da fast alle Patienten eine PAH-spezifische Medikation einnahmen und diese Medikation vor der Endothelfunktionsmessung aus ethischen Gründen nicht unterbrochen wurde. Sowohl Endothelin-Rezeptor-Antagonisten als auch Phosphodiesterase-5-Hemmer und Prostazyklin-Analoga haben als Wirkprinzip ausgewiesene Effekte auf die Endothelfunktion. Die Patientenmessung könnte aus diesem Grund bessere Werte vorgetäuscht haben als die tatsächliche, um den Medikamenteneffekt bereinigte Endothelfunktion ergeben hätte. Um diese tatsächliche Endothelfunktion zu untersuchen, müsste man die Messung an neu diagnostizierten, noch nicht therapierten Patienten durchführen.

Darüber hinaus muss angemerkt werden, dass mit der benutzten Methode lediglich die Endothelfunktion systemischer Gefäße ermittelt wurde, nicht jedoch die Endothelfunktion der Lungenarterien. Dabei ist höchst unklar, ob man von der gemessenen Endothelfunktion der A. brachialis auf die Gefäßfunktion in der Lungenstrombahn schließen kann. Eine spannende Aufgabe für die Zukunft könnte es deshalb sein, eine Methode zur selektiven Erfassung der Endothelfunktion von Lungenarterien zu entwickeln, wobei hier die naturgemäß schlechtere Zugänglichkeit der Lungengefäße eine große Herausforderung darstellen dürfte.

Mögliche Mediatoren der Leukozytenaktivierung bei der PAH

Falls sich dennoch zeigen sollte, dass bei der PAH die MPO-Aktivität und die endotheliale Dysfunktion in unmittelbarem Zusammenhang stehen, würde die Frage aufgeworfen werden, auf welche Weise die in den Gefäßläsionen akkumulierten Makrophagen und neutrophilen Granulozyten zur MPO-Ausschüttung angeregt werden. Ein möglicher Aktivator wäre das Chemokin Fractalkin (CX3CL1).

Fractalkin existiert sowohl in einer löslichen Form als auch in einer an EZ gebundenen Form und aktiviert Leukozyten über den Chemokin-Rezeptor-1 (CX3CR1) [117]. Das Chemokin gilt als potenter Aktivator von Monozyten, den Vorstufen der Makrophagen, und in geringerem Maße auch der neutrophilen Granulozyten [117].

Balabanian et al. [118] zeigte, dass Fractalkin in zirkulierenden CD4- und CD8-T-Lymphozyten von PAH-Patienten im Vergleich zur gesunden Kontrollgruppe hochreguliert ist. Aufgrund der besonderen Fähigkeit dieses Chemokins, integrinunabhängig und auch bei hoher Blutflussgeschwindigkeit Leukozyten zu rekrutieren, ist für Balabanian die Beteiligung von Fractalkin an dem Entzündungsprozess bei der PAH sehr wahrscheinlich.

Neuere Studien beschäftigen sich nun mit der Bedeutung von Fractalkin und anderen Chemokinen für die Umbauprozesse der Lungengefäße.

Perros et al. [119] zeigte in einem Tiermodel mit monokrotalin-induzierter PAH, dass Fractalkin von Entzündungszellen in der Umgebung der Gefäßläsionen hergestellt wird und dass Gefäßmuskelzellen in dieser Region eine vermehrte CX3CR1-Expression besitzen. Darüberhinaus induziert Fractalkin die Proliferation von CX3CR1-exprimierenden Zellen der glatten Gefäßmuskulatur bei Ratten. Interessanterweise fungiert Fractalkin somit nicht nur als Leukozytenaktivator, sondern begünstigt auch die Proliferation von Gefäßmuskelzellen. Hier könnte ein weiterer möglicher Zusammenhang zwischen der Entzündung und dem Entstehen eines hyperproliferativen Gefäßbettes liegen.

Weitere Unterstützung für die Hypothese, dass Chemokine am pulmonalen Gefäß-Remodeling mitwirken stellte die Messung erhöhter CCL2-Werte im Plasma und Lungengewebe von IPAH-Patienten dar [120]. CCL2 ist ein Monozyten-Aktivator und wird von den Endothel- und Gefäßmuskelzellen dieser Patienten vermehrt gebildet. Die Migration von Monozyten war in der Gegenwart von Endothelzellen signifikant

gesteigert und nach dem Blocken von CCL2 durch Antikörper vermindert. Ferner zeigten die Gefäßmuskelzellen der Patienten ein verstärktes Migrations- und Proliferationsverhalten auf CCL2, ein weiterer Hinweis darauf, dass die Expression des Rezeptors CCR2 bei diesen Zellen heraufgesetzt war.
Nach Betrachtung dieser Studien wird deutlich, dass die chemokingesteuerte Aktivierung von Leukozyten eine mögliche Erklärung für die Muskularisierung der Lungenarterien liefern könnte. Die Sezernierung von MPO durch die chemokinaktivierten Monozyten/Makrophagen und neutrophilen Granulozyten würde darüber hinaus die NO˙-Bioverfügbarkeit erniedrigen, was zu weiterer Zellproliferation und einer ausgeprägten Vasokonstriktion führen könnte.

Gesteigerte Formation von NO_2Tyr bei Patienten mit PAH

Neben der Oxidation von NO˙ ist die Nitrierung von Tyrosin zur reaktiven Stickstoff-Spezies Nitrotyrosin (NO_2Tyr) ein weiterer Wirkungsmechanismus von MPO, der für die Pathophysiologie der PAH von Bedeutung sein könnte.
NO_2Tyr als Marker für oxidativen Stress war in einer Studie von Bowers et al. im Lungengewebe von PAH-Patienten verstärkt exprimiert, während die Aktivität antioxidativer Effektoren wie Mn-SOD vermindert war [58].
Schon zwei Jahre zuvor kamen Gaut et al. [121] zu der Erkenntnis, dass NO_2Tyr durch MPO unter Verbrauch von NO_2^- und H_2O_2 in vivo synthetisiert wird und dass diese Reaktion maßgeblich bei verschiedenen Entzündungsprozessen beteiligt sein könnte.
Bowers et al. hypothesierten deshalb, dass die MPO-abhängige NO_2Tyr-Produktion ein wesentlicher Baustein des Entzündungsgeschehen bei der PAH sein könnte. Diese Annahme wird durch die vorliegende Studie unterstützt. Weiterführende Untersuchungen sind jedoch nötig, um die genauen Zusammenhänge von Leukozytenaktivierung und MPO-abhängiger NO_2Tyr-Produktion bei der PAH und CTEPH zu ermitteln. Immunhistochemische Untersuchungen könnten dabei Aufschluss über die mögliche Kolokalisation von MPO und NO_2Tyr in Tiermodellen geben.

Transzytose und Vorhandensein von H_2O_2 als Voraussetzung für MPO-Aktivität

Damit MPO die oben genannten Wirkungsweisen vollziehen kann, sind zwei Voraussetzungen erforderlich: Die Transzytose in den subendothelialen Raum und die Verfügbarkeit von H_2O_2.
Wie Baldus et al. [90] zeigen konnten, bindet MPO nach Sekretion durch neutrophile Granulozyten bzw. Monozyten an Heparansulfat-Glykosaminoglykane der Endotheloberfläche und vollzieht daraufhin die Transzytose in den subendothelialen Raum. Interessanterweise ist somit für die Akkumulation von MPO im subendothelialen Raum keine Transmigration von Leukozyten über das Endothelium hinweg notwendig. In zukünftigen Studien könnte die mögliche Anreicherung von MPO im subendothelialen Raum durch immunhistochemische Aufbereitung von Lungenarterien aus einem Tiermodell überprüft werden.
Neben der Fähigkeit zur Transzytose benötigt MPO das Molekül H_2O_2 als Kofaktor für seine oxidativen Funktionen. Diesem Molekül wird in der gegenwärtigen PAH-Forschung wachsendes Interesse zuteil. H_2O_2 verändert nicht nur den Gefäßtonus, sondern induziert auch die Hypertrophie und Proliferation von Gefäßmuskelzellen [122, 123]. In verschiedenen PAH-Modellen wurde gezeigt, dass die exogene Zufuhr von H_2O_2 eine Konstriktion von Lungenarterien bewirkt [124,125,126]. In weiterführenden Studien könnte man mit Hilfe von MPO-knock-out-Mäusen untersuchen, ob MPO zumindest teilweise für diese H_2O_2-vermittelte Vasokonstriktion verantwortlich ist.

In der Gesamtbetrachtung unterstützt die vorliegende Studie die These von der Entzündung als bedeutendem krankheitsbeeinflussendem Faktor. Aufgrund ihres klinischen Charakters kann sie jedoch die Beteiligung von MPO am Krankheitsgeschehen nicht beweisen. Gleichwohl rechtfertigen diese klinischen Ergebnisse die Planung weiterführender mechanistischer Studien, in denen die Rolle der Leukozytenaktivierung und MPO im kleinen Kreislauf und speziell bei der PAH untersucht werden könnte. Diese zukünftigen Studien könnten auch zeigen, ob MPO an der Pathophysiologie wirklich aktiv teilnimmt oder nur ein „innocent bystander" ist.

Entzündungsreaktionen beim Entstehen der RV-Dysfunktion

Abgesehen von den möglichen Auswirkungen der Leukozytenaktivierung auf den Gefäßtonus der Lungenarterien gibt es erste Hinweise, dass Entzündungsreaktionen auch konsekutiv bei der Entstehung der Rechtsherzinsuffizienz eine Rolle spielen. Einige Autoren sehen es in diesem Zusammenhang als Fehler an, die Pathologie der Lungengefäße unabhängig von der Funktion des RV zu betrachten [127]. Für den PAH-Patienten sind wahrscheinlich nicht so sehr die Drücke im Lungenkreislauf entscheidend für seine Prognose, sondern die Adaptionsfähigkeit des RV [128].
Im Gegensatz zur Linksherzinsuffizienz ist die Erforschung von Pathologien des RV jedoch noch nicht weit fortgeschritten. Gerade die molekularen Ereignisse während des Übergangs von der Hypertrophie zur Dilatation als Folge eines chronisch erhöhten Drucks im kleinen Kreislauf sind weitestgehend unbekannt.
Erste Studien untersuchten die mögliche Beteiligung von MPO-produzierenden Leukozyten bei der akuten Rechtsherzinsuffizienz. Watts et al. [129] beobachteten einen Einstrom von neutrophilen Granulozyten und Makrophagen in das Muskelgewebe des RV von Ratten, bei denen zuvor eine Lungenembolie induziert worden war. Die MPO-Konzentration in der Muskulatur des RV stieg am Tag 1 um das 17-fache an, war am Tag 4 um ca. die Hälfte gesunken und kehrte am Tag 7 zum Normalwert zurück. Monozyten/Makrophagen konnten von Tag 1 bis zur sechsten Woche im Muskelgewebe detektiert werden. Bei Ratten, die vor dem Versuch mit Anti-Granulozyten-Antikörpern behandelt wurden, war der MPO-Anstieg vermindert und die RV-Dysfunktion am Tag 1 konnte verhindert werden. Diese Untersuchungen deuten an, dass Leukozyten eine entscheidende Rolle bei der Entstehung einer akuten Rechtsherzinsuffizienz spielen könnten, während über ihren Stellenwert bei der chronischen Druckerhöhung erst wenig bekannt ist.
Frühere Studien zeigten, dass die Rechtsherzfunktion ein entscheidender Prädiktor für die Funktionalkapazität und die Mortalität von PAH-Patienten ist [2,130]. Dabei gilt der 6MWT als wichtigster Surrogatparameter für die Rechtsherzbelastung und das Überleben bei PAH-Patienten, in vielen klinischen Studien fungiert dieser Test als primärer Endpunkt.

MPO als Prognosemarker für die Funktionalkapazität der PAH-Patienten

Die vorliegende Arbeit könnte nun erstmals Hinweise auf eine Assoziation von MPO-Spiegel mit dem Schweregrad der PAH-Erkrankung geben, die indirekt auch Aussagen über die Rechtsherzfunktion ermöglichen. So waren für die Patienten mit MPO-Baseline-Spiegeln im untersten Quartil die Werte für den 6MWT signifikant besser als für die Patienten in den oberen Quartilen. Dabei konnte man diesen Unterschied nicht nur bei Baseline beobachten, sondern auch während des zwölfmonatigen Follow-ups.

BNP als wichtiger Marker für eine Rechtsherzbelastung war bei Baseline in der Patientengruppe stark erhöht. In der Verlaufsbeobachtung wurden die Patienten daraufhin entsprechend ihres BNP-Spiegels in zwei Gruppen eingeteilt. Hier war das Ergebnis ähnlich: die Patienten mit den niedrigeren BNP-Werten wiesen eine signifikant bessere Belastungsfähigkeit im 6MWT auf als die Gruppe mit den höheren Baseline-Werten. Diese Ergebnisse lassen sich auch auf die Einteilung der Patienten in zwei Gruppen entsprechend der hsCRP-Plasmaspiegel übertragen. Auch hier waren die Patienten mit den niedrigeren Baseline-Werten im Durchschnitt in der zwölfmonatigen Verlaufsbeobachtung signifikant besser belastbar als die Gruppe mit den höheren Spiegeln dieses Entzündungsparameters.

Alle drei Ergebnisse zusammen genommen lassen einen Zusammenhang zwischen vermehrter Leukozytenaktivierung, verminderter Rechtsherzfunktion und geringerer körperlicher Belastungsfähigkeit wahrscheinlich erscheinen. Der erhöhte MPO-Spiegel bei Baseline als Prädiktor für schlechtere Funktionalkapazität könnte Ausdruck einer Entzündungsreaktion des rechten Ventrikels sein.

Diese Hypothese würde mit einer kürzlich veröffentlichten Studie [131] übereinstimmen, in der Ratten mit monokrotalin-induzierter PH körperlichem Training unterworfen wurden. Bei der Gruppe mit instabiler PH wirkte sich dieses Training negativ auf die Funktionsfähigkeit des rechten Ventrikels aus und es zeigte sich eine deutliche Entzündungsreaktion des rechten Ventrikels. Als möglicher Trigger für diese Entzündung wird die erhöhte Wandspannung des chronisch druckbelasteten rechten Ventrikels verantwortlich gemacht.

Aus Studien über den linken Ventrikel [132,133] weiß man, dass kurze Episoden mit erhöhter mechanischer Spannung die myokardiale Expression von pro-

inflammatorischen Zytokinen wie TNFα ansteigen lässt, wodurch der Einstrom von Leukozyten induziert wird.
Die Ergebnisse der vorliegenden Studie könnten also bedeuten, dass die Aktivierung von Leukozyten ein Prädiktor für die Funktionalkapazität der Patienten ist und somit indirekt auch Aussagen über die Rechtsherzfunktion ermöglicht. Unklar ist bei dem Ergebnis jedoch, ob die MPO-Spiegel lediglich die Entzündungsreaktion des rechten Ventrikels reflektieren oder ob sie auch Ausdruck einer MPO-Beteiligung beim Entstehen der Pathologie der Lungenarterien sind. Diese Unterscheidung ist elementar für die Beurteilung der Rolle von MPO bei der PAH und sollte in weiterführenden experimentellen Studien untersucht werden.

MPO, BNP und hsCRP als Prädiktoren der Mortalität

Im dritten Teil der vorliegenden Arbeit wurde erstmals die Assoziation der MPO-Spiegel mit der Sterblichkeit bei PAH-Patienten untersucht. Hier hatten in einer Kaplan-Meier-Überlebenskurve die Patienten mit Baseline-MPO-Werten im untersten Quartil eine signifikant niedrigere Mortalität als die Patienten in den oberen Quartilen. Dabei stimmte dieses Ergebnis weitgehend mit den Überlebenskurven in der BNP- bzw. hsCRP-Einteilung überein, in der die Patienten mit den niedrigeren Baseline-Spiegeln ebenfalls eine signifikant niedrigere Mortalität in der 65-wöchigen Follow-up-Periode hatten. Die Daten zu BNP und hsCRP werden durch zwei vorangegangene Studien bestätigt, in denen gezeigt worden war, dass sowohl BNP [134] als auch CRP [135] unabhängige Prädiktoren für die Sterblichkeit bei Patienten mit IPAH bzw. PAH und CTEPH sind.

Limitiert wird diese Überlebensstudie freilich durch die geringe Anzahl der eingeschlossenen Patienten (n = 48); größere Studien sind notwendig, um bessere Aussagen über die Wertigkeit von MPO, BNP und hsCRP als Prädiktoren für die Mortalität treffen zu können.

Kritisch gesehen muss wohl auch die Heterogenität der Patientengruppe, in der sich Patienten mit verschiedenen Formen der PAH sowie Patienten mit CTEPH befanden. Diese verschiedenen Unterformen der PH weichen zum Teil in ihren Überlebenskurven ab, sodass für eine fundiertere Beurteilung der

Prognoseprädiktion von MPO Studien mit einer homogeneren Patientengruppe - z.B. ausschließlich mit IPAH-Patienten - durchgeführt werden sollten.

Leider existiert in der Literatur noch kein allgemein anerkannter Konsens bezüglich der Rangordnung verschiedener potenzieller Prädiktoren für das klinische Outcome von PAH-Patienten. In einer kürzlich veröffentlichten Übersichtsarbeit [136] wurden insgesamt 107 bisher untersuchte mögliche Prognosefaktoren für die IPAH identifiziert. Nur bei 10 Faktoren lagen reproduzierbare Daten zur Assoziation mit der Mortalität vor, wobei auch für diese Marker die Ergebnisse wiedersprüchlich waren.

Eine weitere Hürde für den Einsatz von MPO als PAH-Prognosemarker könnte die fehlende Spezifität dieses Enzyms darstellen. Erhöhte Plasmaspiegel wurden unter anderem beim akuten Koronarsyndrom [75] und dem Vorhofflimmern [76] gezeigt.

Dennoch bleibt festzuhalten, dass sowohl MPO als auch BNP und hsCRP zusätzlich zu den bisher benutzten Prädiktoren wie dem 6MWT und verschiedenen hämodynamischen Parametern Aussagen bezüglich der körperlichen Belastungsfähigkeit und der Mortalität erlauben könnten. Um MPO als Prognosemarker in der Behandlung von PAH-Patienten zu etablieren, sind in der Zukunft größere klinische Studien mit multizentrischer Planung nötig.

5. Zusammenfassung

Die Pulmonal-arterielle Hypertonie (PAH) ist eine seltene Erkrankung mit hoher Mortalität, bei der es durch ein Zusammenspiel von Proliferation, Inflammation und endothelialer Dysfunktion zu einem chronischen Druckanstieg im kleinen Kreislauf und der Entwicklung einer Rechtsherzinsuffizienz kommt. Obwohl man die verminderte $NO^{\bullet}$-Bioverfügbarkeit als ein wichtiges Merkmal der PAH identifiziert hat, bleiben der Auslöser sowie die genauen molekularen Abläufe beim Entstehen dieses Krankheitsbildes unbekannt.

Myeloperoxidase (MPO) ist ein Hämprotein, das hauptsächlich von neutrophilen Granulozyten und Makrophagen ausgeschüttet wird und dessen Bedeutung lange Zeit ausschließlich in der Infektabwehr gesehen wurde. Zuletzt rückte jedoch die Fähigkeit von MPO in den Fokus, die Bioverfügbarkeit von endothelial generiertem $NO^{\bullet}$ zu senken. Für Erkrankungen wie Linksherzinsuffizienz und Vorhofflimmern wurde gezeigt, dass die Leukozytenaktivierung Teil des Krankheitsbildes ist. Obwohl es erste Hinweise für die Beteiligung von Leukozyten bei der PAH und der chronischen Rechtsherzinsuffizienz gibt, ist der genaue Pathomechanismus unklar.

Die vorliegende klinische Studie beschreibt nun erstmals einen Zusammenhang zwischen MPO-Aktivität und PAH-Erkrankung. So waren die MPO-Plasmaspiegel des Patientenkollektivs im Vergleich zu einer gesunden Kontrollgruppe signifikant erhöht. Die Studie postuliert im zweiten Teil außerdem die mögliche Rolle von MPO als zusätzlichem Prädiktor für Funktionalkapazität und Mortalität in der Verlaufsbeobachtung von PAH-Patienten. So erreichten Patienten im unteren Quartil der MPO-Spiegel im Durchschnitt eine signifikant bessere Leistung im 6-Minuten-Gehtest bei Baseline und im Follow-up. Auch zeichneten sich diese Patienten durch eine signifikant niedrigere Sterblichkeit im Beobachtungszeitraum aus.

Zusammenfassend unterstützen die Ergebnisse dieser Studie die Theorie von der Leukozytenbeteiligung am Krankheitsbild der PAH. Die Arbeit muss als vorausgreifende Untersuchung zur Bedeutung von MPO bei PAH und Rechtsherzinsuffizienz verstanden werden; weiterführende experimentelle Studien sind notwendig, um die genauen Mechanismen zu erschließen. Die mögliche klinische Rolle von MPO als Prädiktor für Funktionalkapazität und Mortalität bei PAH-Patienten muss durch größere, multizentrische Studien bestätigt werden.

6. Abkürzungsverzeichnis

6MWT	6-Minuten-Gehtest
ADMA	Asymmetrisches Dimethylarginin
APAH	Assoziierte pulmonal-arterielle Hypertonie
BNP	Brain-Type Natriuretic Peptide
CTEPH	Chronisch thromboembolische pulmonale Hypertonie
EGF	Epidermal Growth Factor
ELISA	Enzyme-linked Immunosorbent Assay
EZ	Endothelzelle
FMD	Flow-mediated Dilation
FPAH	Familiäre pulmonal-arterielle Hypertonie
H_2O_2	Wasserstoffperoxid
hsCRP	High-sensitive C-reaktives Protein
IPAH	Idiopathische pulmonal-arterielle Hypertonie
IR	Interquartilsabstand
Mn-SOD	Mangan-Superoxiddismutase
MPO	Myeloperoxidase
NMD	Nitro-mediated Dilation
NO	Stickstoffmonoxid
NO_2Tyr	Nitrotyrosin
NYHA	New York Heart Association
PAH	Pulmonal-arterielle Hypertonie
PCWP	Pulmonary Capillary Wedge Pressure
PDGF	Platelet-derived Growth Factor
PH	Pulmonale Hypertonie
PPH	Primäre pulmonale Hypertonie
PVR	Pulmonal-vaskulärer Wiederstand
RV	Rechter Ventrikel
VEGF	Vascular Endothelial Growth Factor
WV	Wiedervorstellung

7. Literaturverzeichnis

1. Rosenkranz, S. & Erdmann, E. Weltkonferenz 2008 in Dana Point: Wichtige Neuerungen auf dem Gebiet der pulmonalen Hypertonie. *DMW - Deutsche Medizinische Wochenschrift* **133**, S165–S166 (2008)
2. D'Alonzo, G.E. u. a. Survival in patients with primary pulmonary hypertension. Results from a national prospective registry. *Annals of Internal Medicine* **115**, 343–349 (1991).
3. Archer, S.L., Weir, E.K. & Wilkins, M.R. Basic science of pulmonary arterial hypertension for clinicians: new concepts and experimental therapies. *Circulation* **121**, 2045-2066 (2010).
4. Mönckeberg, J. Ueber die genuine Arteriosklerose der Lungenarterie. *Dtsch Med Wochenschr* **33**, 1243-1246 (1907).
5. Arillaga, F. Sclérose de l' artére pulmonaire (cardiagues noirs). *Bull Mem Soc Méd Hop Paris* **48**, 292-303 (1924).
6. Kanjuh, V.I., Sellers, R.D. & Edwards, J.E. Pulmonary Vascular Plexiform Lesion. Pathogenetic Studies. *Arch Pathol* **78**, 513-522 (1964).
7. Gilmour, J. & Evans, W. Primary pulmonary hypertension. *J Pathol Bacteriol* **58**, 687-697 (1946).
8. Heath, D. & Edwards, J.E. The pathology of hypertensive pulmonary vascular disease; a description of six grades of structural changes in the pulmonary arteries with special reference to congenital cardiac septal defects. *Circulation* **18**, 533-547 (1958).
9. Fishman, A.P. Primary pulmonary arterial hypertension: A look back. *Journal of the American College of Cardiology* **43**, S2-S4 (2004).
10. Fishman, A. *A century of primary pulmonary hypertension.* (Marcel Decker: New York, 1997).
11. *Primary pulmonary hypertension.* (World Health Organization: Geneva, 1975).
12. Schermuly, R. & Grimminger, F. Neues aus der Grundlagenforschung zur Therapie der pulmonalen Hypertonie. *Dtsch med Wochenschr* **133**, S170-S172 (2008)
13. Hassoun, P.M. u. a. Inflammation, Growth Factors, and Pulmonary Vascular Remodeling. *Journal of the American College of Cardiology* **54**, S10–S19 (2009).
14. Isern, R.A. u. a. Autoantibodies in patients with primary pulmonary hypertension: Association with anti-Ku. *The American Journal of Medicine* **93**, 307–312 (1992).
15. Dorfmuller, P., Perros, F., Balabanian, K. & Humbert, M. Inflammation in pulmonary arterial hypertension. *Eur Respir J* **22**, 358–363 (2003).
16. Tuder, R.M., Groves, B., Badesch, D.B. & Voelkel, N.F. Exuberant endothelial cell growth and elements of inflammation are present in plexiform lesions of pulmonary hypertension. *The American Journal of Pathology* **144**, 275–285 (1994).
17. Dorfmüller, P. u. a. Fibrous remodeling of the pulmonary venous system in pulmonary arterial hypertension associated with connective tissue diseases. *Human Pathology* **38**, 893–902 (2007).
18. Voelkel, N.F. u. a. Primary Pulmonary Hypertension Between Inflammation and Cancer. *Chest* **114**, 225S–230S (1998).
19. Nicolls, M.R., Taraseviciene-Stewart, L., Rai, P.R., Badesch, D.B. & Voelkel, N.F. Autoimmunity and pulmonary hypertension: a perspective. *Eur Respir J* **26**, 1110–1118 (2005).
20. Ulrich, S., Fischler, M., Speich, R., Popov, V. & Maggiorini, M. Chronic Thromboembolic and Pulmonary Arterial Hypertension Share Acute Vasoreactivity Properties*. *Chest* **130**, 841 -846 (2006).

21. Stewart, S. & Rassl, D. Advances in the understanding and classification of pulmonary hypertension. *Histopathology* **54**, 104–116 (2009).
22. Pengo, V. u. a. Incidence of chronic thromboembolic pulmonary hypertension after pulmonary embolism. *The New England Journal of Medicine* **350**, 2257–2264 (2004).
23. Lang, I.M. & Klepetko, W. Chronic thromboembolic pulmonary hypertension: an updated review. *Current Opinion in Cardiology* **23**, 555–559 (2008).
24. Moser, K.M. & Bloor, C.M. Pulmonary vascular lesions occurring in patients with chronic major vessel thromboembolic pulmonary hypertension. *Chest* **103**, 685-692 (1993).
25. Suntharalingam, J. u. a. Long-term use of sildenafil in inoperable chronic thromboembolic pulmonary hypertension. *Chest* **134**, 229-236 (2008).
26. Jaïs, X. u. a. Bosentan for Treatment of Inoperable Chronic Thromboembolic Pulmonary Hypertension: BENEFiT (Bosentan Effects in iNopErable Forms of chronIc Thromboembolic pulmonary hypertension), a Randomized, Placebo-Controlled Trial. *Journal of the American College of Cardiology* **52**, 2127-2134 (2008).
27. Tuder, R.M. u. a. Development and Pathology of Pulmonary Hypertension. *Journal of the American College of Cardiology* **54**, S3–S9 (2009).
28. Yu, Y. u. a. PDGF stimulates pulmonary vascular smooth muscle cell proliferation by upregulating TRPC6 expression. *American Journal of Physiology. Cell Physiology* **284**, C316–330 (2003).
29. Merklinger, S.L., Jones, P.L., Martinez, E.C. & Rabinovitch, M. Epidermal growth factor receptor blockade mediates smooth muscle cell apoptosis and improves survival in rats with pulmonary hypertension. *Circulation* **112**, 423–431 (2005).
30. Sakao, S. u. a. VEGF-R blockade causes endothelial cell apoptosis, expansion of surviving CD34+ precursor cells and transdifferentiation to smooth muscle-like and neuronal-like cells. *FASEB J.* **21**, 3640–3652 (2007).
31. Perros, F. u. a. Platelet-derived Growth Factor Expression and Function in Idiopathic Pulmonary Arterial Hypertension. *Am. J. Respir. Crit. Care Med.* **178**, 81–88 (2008).
32. Grimminger, F. & Schermuly, R.T. PDGF receptor and its antagonists: role in treatment of PAH. *Adv. Exp. Med. Biol* **661**, 435-446 (2010).
33. Xu, W. u. a. Alterations of cellular bioenergetics in pulmonary artery endothelial cells. *Proceedings of the National Academy of Sciences* **104**, 1342–1347 (2007).
34. Warburg, O. On the origin of cancer cells. *Science* 309–314 (1956).
35. Stevens, T. & Gillespie, M.N. The hyperproliferative endothelial cell phenotype in idiopathic pulmonary arterial hypertension. *Am J Physiol Lung Cell Mol Physiol* **293**, L546–547 (2007).
36. Channick, R.N. u. a. Effects of the dual endothelin-receptor antagonist bosentan in patients with pulmonary hypertension: a randomised placebocontrolled study. *The Lancet* **358**, 1119–1123 (2001).
37. Eddahibi, S. u. a. Serotonin transporter overexpression is responsible for pulmonary artery smooth muscle hyperplasia in primary pulmonary hypertension. *J. Clin. Invest* **108**, 1141-1150 (2001).
38. Giaid, A. & Saleh, D. Reduced expression of endothelial nitric oxide synthase in the lungs of patients with pulmonary hypertension. *N. Engl. J. Med* **333**, 214-221 (1995).
39. Tuder, R.M. u. a. Prostacyclin synthase expression is decreased in lungs from patients with severe pulmonary hypertension. *Am. J. Respir. Crit. Care Med* **159**, 1925-1932 (1999).
40. Coggins, M.P. & Bloch, K.D. Nitric Oxide in the Pulmonary Vasculature. *Arterioscler Thromb Vasc Biol* **27**, 1877–1885 (2007).
41. Xu, W. u. a. Increased arginase II and decreased NO synthesis in endothelial cells of patients with pulmonary arterial hypertension. *FASEB J.* **18**(14):1746-8. (2004)

42. Tanner, F.C. u. a. Nitric oxide modulates expression of cell cycle regulatory proteins: a cytostatic strategy for inhibition of human vascular smooth muscle cell proliferation. *Circulation* **101**, 1982–1989 (2000).
43. Ignarro, L.J. Nitric oxide-mediated vasorelaxation. *Thrombosis and Haemostasis* **70**, 148–151 (1993).
44. Moncada, S. Nitric oxide: discovery and impact on clinical medicine. *Journal of the Royal Society of Medicine* **92**, 164–169 (1999).
45. Champion, H.C. u. a. Adenoviral gene transfer of endothelial nitric-oxide synthase (eNOS) partially restores normal pulmonary arterial pressure in eNOS-deficient mice. *Proceedings of the National Academy of Sciences of the United States of America* **99**, 13248–13253 (2002).
46. Ozaki, M. u. a. Reduced hypoxic pulmonary vascular remodeling by nitric oxide from the endothelium. *Hypertension* **37**, 322–327 (2001).
47. Steudel, W. u. a. Sustained pulmonary hypertension and right ventricular hypertrophy after chronic hypoxia in mice with congenital deficiency of nitric oxide synthase 3. *The Journal of Clinical Investigation* **101**, 2468–2477 (1998).
48. Isaacson, T.C., Hampl, V., Weir, E.K., Nelson, D.P. & Archer, S.L. Increased endothelium-derived NO in hypertensive pulmonary circulation of chronically hypoxic rats. *Journal of Applied Physiology (Bethesda, Md.: 1985)* **76**, 933–940 (1994).
49. Resta, T.C., Gonzales, R.J., Dail, W.G., Sanders, T.C. & Walker, B.R. Selective upregulation of arterial endothelial nitric oxide synthase in pulmonary hypertension. *The American Journal of Physiology* **272**, H806–813 (1997).
50. Adnot, S., Raffestin, B., Eddahibi, S., Braquet, P. & Chabrier, P.E. Loss of endothelium-dependent relaxant activity in the pulmonary circulation of rats exposed to chronic hypoxia. *The Journal of Clinical Investigation* **87**, 155–162 (1991).
51. Murata, T., Sato, K., Hori, M., Ozaki, H. & Karaki, H. Decreased endothelial nitric-oxide synthase (eNOS) activity resulting from abnormal interaction between eNOS and its regulatory proteins in hypoxia-induced pulmonary hypertension. *The Journal of Biological Chemistry* **277**, 44085–44092 (2002).
52. Sauzeau, V. u. a. Cyclic GMP-dependent Protein Kinase Signaling Pathway Inhibits RhoA-induced Ca2+ Sensitization of Contraction in Vascular Smooth Muscle. *J. Biol. Chem.* **275**, 21722–21729 (2000).
53. Abe, K. u. a. Long-term treatment with a Rho-kinase inhibitor improves monocrotaline-induced fatal pulmonary hypertension in rats. *Circulation Research* **94**, 385–393 (2004).
54. Elmedal, B., Dam, M.Y.D., Mulvany, M.J. & Simonsen, U. The superoxide dismutase mimetic, tempol, blunts right ventricular hypertrophy in chronic hypoxic rats. *British Journal of Pharmacology* **141**, 105–113 (2004).
55. Özkan, M., Dweik, R., Laskowski, D., Arroliga, A. & Erzurum, S. High Levels of Nitric Oxide in Individuals with Pulmonary Hypertension Receiving Epoprostenol Therapy. *Lung* **179**, 233–243 (2001).
56. Girgis, R.E. u. a. Decreased Exhaled Nitric Oxide in Pulmonary Arterial Hypertension: Response to Bosentan Therapy. *Am. J. Respir. Crit. Care Med.* **172**, 352–357 (2005).
57. Kielstein, J.T. u. a. Asymmetrical Dimethylarginine in Idiopathic Pulmonary Arterial Hypertension. *Arterioscler Thromb Vasc Biol* **25**, 1414–1418 (2005).
58. Bowers, R. u. a. Oxidative Stress in Severe Pulmonary Hypertension. *Am. J. Respir. Crit. Care Med.* **169**, 764–769 (2004).
59. Bogaard, H.J. u. a. Chronic Pulmonary Artery Pressure Elevation Is Insufficient to Explain Right Heart Failure. *Circulation* **120**, 1951–1960 (2009).
60. Nagaya, N. u. a. Plasma brain natriuretic peptide levels increase in proportion to the extent of right ventricular dysfunction in pulmonary hypertension. *J Am Coll Cardiol* **31**, 202–208 (1998).

61. Leuchte, H.H. u. a. Clinical significance of brain natriuretic peptide in primary pulmonary hypertension. *J Am Coll Cardiol* **43**, 764–770 (2004).
62. Andreassen, A.K. u. a. N-Terminal Pro-B-Type Natriuretic Peptide as an Indicator of Disease Severity in a Heterogeneous Group of Patients With Chronic Precapillary Pulmonary Hypertension. *The American Journal of Cardiology* **98**, 525–529 (2006).
63. Williams, M.H. u. a. Role of N-terminal brain natriuretic peptide (N-TproBNP) in scleroderma-associated pulmonary arterial hypertension. *European Heart Journal* **27**, 1485–1494 (2006).
64. Fijalkowska, A. u. a. Serum N-Terminal Brain Natriuretic Peptide as a Prognostic Parameter in Patients With Pulmonary Hypertension. *Chest* **129**, 1313–1321 (2006).
65. Gudausky, T.M. & III, R.H.B. Current Options, and Long-Term Results for Interventional Treatment of Pulmonary Valvar Stenosis. *Cardiology in the Young* **16**, 418–427 (2006).
66. Faber, M.J. u. a. Right and left ventricular function after chronic pulmonary artery banding in rats assessed with biventricular pressure-volume loops. *Am J Physiol Heart Circ Physiol* **291**, H1580–1586 (2006).
67. Giordano, F.J. Oxygen, oxidative stress, hypoxia, and heart failure. *The Journal of Clinical Investigation* **115**, 500–508 (2005).
68. Rudolph, V. u. a. Activation of polymorphonuclear neutrophils in patients with impaired left ventricular function. *Free Radical Biology and Medicine* **43**, 1189–1196 (2007).
69. Klebanoff, S.J. Myeloperoxidase. *Proceedings of the Association of American Physicians* **111**, 383–389 (1999).
70. Nauseef, W.M. Insights into myeloperoxidase biosynthesis from its inherited deficiency. *Journal of Molecular Medicine* **76**, 661–668 (1998).
71. Winterbourn, C.C., Vissers, M.C. & Kettle, A.J. Myeloperoxidase. *Current Opinion in Hematology* **7**, 53–58 (2000).
72. Brown, K.E., Brunt, E.M. & Heinecke, J.W. Immunohistochemical detection of myeloperoxidase and its oxidation products in Kupffer cells of human liver. *The American Journal of Pathology* **159**, 2081–2088 (2001).
73. Green, P.S. u. a. Neuronal expression of myeloperoxidase is increased in Alzheimer's disease. *Journal of Neurochemistry* **90**, 724–733 (2004).
74. Lanza, F. Clinical manifestation of myeloperoxidase deficiency. *Journal of Molecular Medicine* **76**, 676–681 (1998).
75. Baldus, S. u. a. Myeloperoxidase Serum Levels Predict Risk in Patients With Acute Coronary Syndromes. *Circulation* **108**, 1440-1445 (2003).
76. Rudolph, V. u. a. Myeloperoxidase acts as a profibrotic mediator of atrial fibrillation. *Nat. Med* **16**, 470-474 (2010).
77. Akin, D.T. & Kinkade, J.M. Processing of a newly identified intermediate of human myeloperoxidase in isolated granules occurs at neutral pH. *The Journal of Biological Chemistry* **261**, 8370–8375 (1986).
78. Koeffler, H.P., Ranyard, J. & Pertcheck, M. Myeloperoxidase: its structure and expression during myeloid differentiation. *Blood* **65**, 484–491 (1985).
79. Zeng, J. & Fenna, R.E. X-ray crystal structure of canine myeloperoxidase at 3 Å resolution. *Journal of Molecular Biology* **226**, 185–207 (1992).
80. Everse, J. The structure of heme proteins Compounds I and II: some misconceptions. *Free Radical Biology & Medicine* **24**, 1338–1346 (1998).
81. Eiserich, J.P. u. a. Formation of nitric oxide-derived inflammatory oxidants by myeloperoxidase in neutrophils. *Nature* **391**, 393–397 (1998).
82. Eiserich, J.P. u. a. Myeloperoxidase, a Leukocyte-Derived Vascular NO Oxidase. *Science* **296**, 2391–2394 (2002).

83. Abu-Soud, H.M. & Hazen, S.L. Nitric Oxide Is a Physiological Substrate for Mammalian Peroxidases. *J. Biol. Chem.* **275**, 37524–37532 (2000).
84. Schmitt, D. u. a. Leukocytes utilize myeloperoxidase-generated nitrating intermediates as physiological catalysts for the generation of biologically active oxidized lipids and sterols in serum. *Biochemistry* **38**, 16904–16915 (1999).
85. Yamakura, F., Taka, H., Fujimura, T. & Murayama, K. Inactivation of human manganese-superoxide dismutase by peroxynitrite is caused by exclusive nitration of tyrosine 34 to 3-nitrotyrosine. *The Journal of Biological Chemistry* **273**, 14085–14089 (1998).
86. Hickman-Davis, J.M., Lindsey, J.R. & Matalon, S. Cyclophosphamide Decreases Nitrotyrosine Formation and Inhibits Nitric Oxide Production by Alveolar Macrophages in Mycoplasmosis. *Infect. Immun.* **69**, 6401–6410 (2001).
87. Lamb, N.J., Gutteridge, J.M., Baker, C., Evans, T.W. & Quinlan, G.J. Oxidative damage to proteins of bronchoalveolar lavage fluid in patients with acute respiratory distress syndrome: evidence for neutrophil-mediated hydroxylation, nitration, and chlorination. *Critical Care Medicine* **27**, 1738–1744 (1999).
88. Vliet, A.V.D. u. a. Myeloperoxidase and protein oxidation in cystic fibrosis. *American Journal of Physiology. Lung Cellular and Molecular Physiology* **279**, L537–546 (2000).
89. Baldus, S. u. a. Spatial mapping of pulmonary and vascular nitrotyrosine reveals the pivotal role of myeloperoxidase as a catalyst for tyrosine nitration in inflammatory diseases. *Free Radical Biology and Medicine* **33**, 1010–1019 (2002).
90. Baldus, S. u. a. Endothelial transcytosis of myeloperoxidase confers specificity to vascular ECM proteins as targets of tyrosine nitration. *The Journal of Clinical Investigation* **108**, 1759–1770 (2001).
91. von Haehling, S., Schefold, J.C., Lainscak, M., Doehner, W. & Anker, S.D. Inflammatory Biomarkers in Heart Failure Revisited: Much More than Innocent Bystanders. *Heart Failure Clinics* **5**, 549-560 (2009).
92. Askari, A.T. u. a. Myeloperoxidase and Plasminogen Activator Inhibitor 1 Play a Central Role in Ventricular Remodeling after Myocardial Infarction. *J. Exp. Med.* **197**, 615–624 (2003).
93. Vasilyev, N. u. a. Myeloperoxidase-Generated Oxidants Modulate Left Ventricular Remodeling but Not Infarct Size After Myocardial Infarction. *Circulation* **112**, 2812–2820 (2005).
94. Heymans, S. u. a. Inhibition of plasminogen activators or matrix metalloproteinases prevents cardiac rupture but impairs therapeutic angiogenesis and causes cardiac failure. *Nat. Med* **5**, 1135-1142 (1999).
95. Baldus, S. u. a. Oxypurinol improves coronary and peripheral endothelial function in patients with coronary artery disease. *Free Radical Biology and Medicine* **39**, 1184–1190 (2005).
96. Baldus, S. u. a. Inhibition of xanthine oxidase improves myocardial contractility in patients with ischemic cardiomyopathy. *Free Radical Biology and Medicine* **41**, 1282–1288 (2006).
97. Bauersachs, J. & Schafer, A. Endothelial Dysfunction in Heart Failure: Mechanisms and Therapeutic Approaches. *Current Vascular Pharmacology* **2**, 115–124 (2004).
98. Watts, J.A., Zagorski, J., Gellar, M.A., Stevinson, B.G. & Kline, J.A. Cardiac inflammation contributes to right ventricular dysfunction following experimental pulmonary embolism in rats. *Journal of Molecular and Cellular Cardiology* **41**, 296–307 (2006).
99. Campian, M.E. u. a. Early inflammatory response during the development of right ventricular heart failure in a rat model. *European Journal of Heart Failure* **12**, 653 -658 (2010).

100. Herget, J. u. a. A possible role of the oxidant tissue injury in the development of hypoxic pulmonary hypertension. *Physiological Research / Academia Scientiarum Bohemoslovaca* **49**, 493–501 (2000).
101. Corretti, M.C. u. a. Guidelines for the ultrasound assessment of endothelial-dependent flow-mediated vasodilation of the brachial artery: a report of the International Brachial Artery Reactivity Task Force. *Journal of the American College of Cardiology* **39**, 257–265 (2002).
102. Rasekaba, T., Lee, A.L., Naughton, M.T., Williams, T.J. & Holland, A.E. The six-minute walk test: a useful metric for the cardiopulmonary patient. *Internal Medicine Journal* **39**, 495–501 (2009).
103. Provencher, S. u. a. Long-term outcome with first-line bosentan therapy in idiopathic pulmonary arterial hypertension. *Eur Heart J* **27**, 589–595 (2006).
104. Olschewski, H. u. a. Inhaled Iloprost for Severe Pulmonary Hypertension. *N Engl J Med* **347**, 322–329 (2002).
105. ATS Statement: Guidelines for the Six-Minute Walk Test. *Am. J. Respir. Crit. Care Med.* (2002)
106. Soon, E. u. a. Elevated Levels of Inflammatory Cytokines Predict Survival in Idiopathic and Familial Pulmonary Arterial Hypertension. *Circulation* **122**, 920-927 (2010).
107. Masri, F.A. u. a. Hyperproliferative apoptosis-resistant endothelial cells in idiopathic pulmonary arterial hypertension. *Am J Physiol Lung Cell Mol Physiol* **293**, L548–554 (2007).
108. Gudi, T. u. a. cGMP-dependent Protein Kinase Inhibits Serum-response Element-dependent Transcription by Inhibiting Rho Activation and Functions. *J. Biol. Chem.* **277**, 37382–37393 (2002).
109. Suzuki, H. u. a. Endothelial Nitric Oxide Synthase Inhibits G12/13 and Rho-Kinase Activated by the Angiotensin II Type-1 Receptor: Implication in Vascular Migration. *Arterioscler Thromb Vasc Biol* **29**, 217–224 (2009).
110. Fukumoto, Y., Tawara, S. & Shimokawa, H. Recent progress in the treatment of pulmonary arterial hypertension: expectation for rho-kinase inhibitors. *The Tohoku Journal of Experimental Medicine* **211**, 309–320 (2007).
111. Barman, S.A., Zhu, S. & White, R.E. RhoA/Rho-kinase signaling: a therapeutic target in pulmonary hypertension. *Vascular Health and Risk Management* **5**, 663–671 (2009).
112. Remillard, C.V. & Yuan, J.X. Activation of K+ channels: an essential pathway in programmed cell death. *Am J Physiol Lung Cell Mol Physiol* **286**, L49–67 (2004).
113. Budhiraja, R., Tuder, R.M. & Hassoun, P.M. Endothelial Dysfunction in Pulmonary Hypertension. *Circulation* **109**, 159–165 (2004).
114. Humbert, M. u. a. Endothelial cell dysfunction and cross talk between endothelium and smooth muscle cells in pulmonary arterial hypertension. *Vascular Pharmacology* **49**, 113–118 (2008).
115. Humbert, M. u. a. Cellular and molecular pathobiology of pulmonary arterial hypertension. *J Am Coll Cardiol* **43**, 13S–24 (2004).
116. Davies, R.J. & Morrell, N.W. Molecular Mechanisms of Pulmonary Arterial Hypertension. *Chest* **134**, 1271–1277 (2008).
117. Bazan, J.F. u. a. A new class of membrane-bound chemokine with a CX3C motif. *Nature* **385**, 640–644 (1997).
118. Balabanian, K. u. a. CX3C Chemokine Fractalkine in Pulmonary Arterial Hypertension. *Am. J. Respir. Crit. Care Med.* **165**, 1419–1425 (2002).
119. Perros, F. u. a. Fractalkine-induced smooth muscle cell proliferation in pulmonary hypertension. *Eur Respir J* **29**, 937–943 (2007).

120. Sanchez, O. u. a. Role of Endothelium-derived CC Chemokine Ligand 2 in Idiopathic Pulmonary Arterial Hypertension. *Am. J. Respir. Crit. Care Med.* **176**, 1041–1047 (2007).
121. Gaut, J.P. u. a. Myeloperoxidase produces nitrating oxidants in vivo. *Journal of Clinical Investigation* **109**, 1311–1319 (2002).
122. Zafari, A.M. u. a. Role of NADH/NADPH oxidase-derived H_2O_2 in angiotensin II-induced vascular hypertrophy. *Hypertension* **32**, 488–495 (1998).
123. Taniyama, Y. & Griendling, K.K. Reactive oxygen species in the vasculature: molecular and cellular mechanisms. *Hypertension* **42**, 1075–1081 (2003).
124. Jin, N. & Rhoades, R.A. Activation of tyrosine kinases in H_2O_2-induced contraction in pulmonary artery. *Am. J. Physiol* **272**, H2686-2692 (1997).
125. Sheehan, D.W., Giese, E.C., Gugino, S.F. & Russell, J.A. Characterization and mechanisms of H_2O_2-induced contractions of pulmonary arteries. *Am. J. Physiol* **264**, H1542-1547 (1993).
126. Pourmahram, G.E. u. a. Constriction of pulmonary artery by peroxide: role of Ca^{2+} release and PKC. *Free Radical Biology and Medicine* **45**, 1468-1476 (2008).
127. Champion, H.C., Michelakis, E.D. & Hassoun, P.M. Comprehensive Invasive and Noninvasive Approach to the Right Ventricle-Pulmonary Circulation Unit: State of the Art and Clinical and Research Implications. *Circulation* **120**, 992–1007 (2009).
128. Voelkel, N.F. u. a. Right Ventricular Function and Failure: Report of a National Heart, Lung, and Blood Institute Working Group on Cellular and Molecular Mechanisms of Right Heart Failure. *Circulation* **114**, 1883–1891 (2006).
129. Watts, J.A., Gellar, M.A., Obraztsova, M., Kline, J.A. & Zagorski, J. Role of inflammation in right ventricular damage and repair following experimental pulmonary embolism in rats. *International Journal of Experimental Pathology* **89**, 389–399 (2008).
130. van Wolferen, S.A. u. a. Prognostic value of right ventricular mass, volume, and function in idiopathic pulmonary arterial hypertension. *European Heart Journal* **28**, 1250 -1257 (2007).
131. Handoko, M. u. a. Opposite Effects of Training in Rats With Stable and Progressive Pulmonary Hypertension. *Circulation* **120**, 42–49 (2009).
132. Kapadia, S.R. u. a. Hemodynamic Regulation of Tumor Necrosis Factor-alpha Gene and Protein Expression in Adult Feline Myocardium. *Circ Res* **81**, 187–195 (1997).
133. Sun, M. u. a. Tumor Necrosis Factor-alpha Mediates Cardiac Remodeling and Ventricular Dysfunction After Pressure Overload State. *Circulation* **115**, 1398–1407 (2007).
134. Nagaya, N. u. a. Plasma brain natriuretic peptide as a prognostic indicator in patients with primary pulmonary hypertension. *Circulation* **102**, 865-870 (2000).
135. Quarck, R., Nawrot, T., Meyns, B. & Delcroix, M. C-Reactive Protein: A New Predictor of Adverse Outcome in Pulmonary Arterial Hypertension. *Journal of the American College of Cardiology* **53**, 1211-1218 (2009).
136. Swiston, J.R., Johnson, S.R. & Granton, J.T. Factors that prognosticate mortality in idiopathic pulmonary arterial hypertension: a systematic review of the literature. *Respir Med* **104**, 1588-1607 (2010).

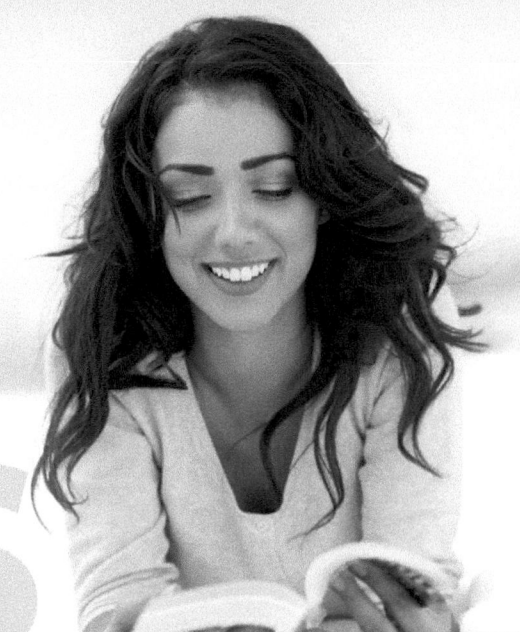

i want morebooks!

Buy your books fast and straightforward online - at one of world's fastest growing online book stores! Environmentally sound due to Print-on-Demand technologies.

Buy your books online at
www.get-morebooks.com

Kaufen Sie Ihre Bücher schnell und unkompliziert online – auf einer der am schnellsten wachsenden Buchhandelsplattformen weltweit! Dank Print-On-Demand umwelt- und ressourcenschonend produziert.

Bücher schneller online kaufen
www.morebooks.de

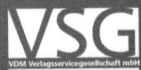

VDM Verlagsservicegesellschaft mbH
Heinrich-Böcking-Str. 6-8   Telefon: +49 681 3720 174   info@vdm-vsg.de
D - 66121 Saarbrücken   Telefax: +49 681 3720 1749   www.vdm-vsg.de

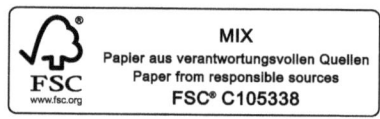

Printed by Books on Demand GmbH, Norderstedt / Germany